Inhalt

HILFE AUS EIGENER KRAFT

Die Probleme selbst in die Hand nehmen, die Herausforderungen des Lebens besser meistern: Fachleute aus Psychotherapie und Beratung geben Wissen, Rat und Lösungsvorschläge aus ihrer Erfahrung weiter – kompetent, verständlich und praxisnah.

Alle Bücher aus der Reihe ›Hilfe aus eigener Kraft‹ finden Sie unter: www.klett-cotta.de/lebenshilfe

CHRISTIAN STADLER
ANDREA MEENTS

Familie im Sturm

Erste Hilfe für psychisch erkrankte Eltern

Klett-Cotta

Die digitalen Zusatzmaterialien haben wir zum Download auf www.klett-cotta.de bereitgestellt. Geben Sie im Suchfeld auf unserer Homepage den folgenden Such-Code ein: **OM98686**

MIX
Papier | Fördert gute Waldnutzung
FSC® C083411

Klett-Cotta
www.klett-cotta.de
J. G. Cotta'sche Buchhandlung Nachfolger GmbH,
Rotebühlstr. 77, 70178 Stuttgart
Fragen zur Produktsicherheit: produktsicherheit@klett-cotta.de

Cover: Jutta Herden, Stuttgart
unter Verwendung einer KI-generierte Abbildung (Shutterstock AI)
Gesetzt in den Tropen Studios, Leipzig
Gedruckt und gebunden von CPI – Clausen & Bosse, Leck
Lektorat: Mihrican Özdem, Landau
ISBN 978-3-608-98686-0
E-Book ISBN 978-3-608-12278-7
PDF-E-Book ISBN 978-3-608-20666-1

Bibliografische Information der Deutschen Nationalbibliothek
Die Deutsche Nationalbibliothek verzeichnet diese Publikation
in der Deutschen Nationalbibliografie; detaillierte bibliografische
Daten sind im Internet über http://dnb.d-nb.de abrufbar

Einleitung

Dieser Ratgeber soll Menschen helfen, die in ihrer Familie mit psychischen Herausforderungen konfrontiert sind. Der Titel dieses Buchs *Familie im Sturm* spiegelt das Gefühl wider, dass eine Familie einen Sturm zu überstehen hat, wenn ein Elternteil eine schwere psychische Krise hat.

Wenn Sie das Buch gekauft oder geschenkt bekommen haben, sind Sie* vermutlich entweder ein*e Freund*in**, Angehörige*r oder Sie sind selbst betroffen. Es richtet sich an Mütter, Väter, Töchter, Söhne, Schwestern und Brüder von Menschen mit seelischen Problemen. Da heute vielfach Großeltern in die Betreuung ihrer Enkel*innen mit einbezogen sind, könnte es Sie auch aus der großelterlichen Perspektive interessieren.

Auch für enge Freund*innen, Nachbar*innen sowie Tagesmütter oder -väter ist das Buch hilfreich. Es beschreibt Situationen und Fragen, die Ihnen bekannt vorkommen könnten und auf die Sie gerne eine Antwort hätten.

Unabhängig davon, wie Familienmitglieder und nahe Bezugspersonen ihre Rolle und den Grad der Betroffenheit verstehen, sind sie damit beschäftigt, wie sie am besten mit der »Störung« oder der Krankheit im gemeinsam erlebten Sturm in der Familie umgehen können.

Wenn Sie dieses Buch durchblättern oder aufmerksam lesen, werden Sie bemerken, dass Sie nicht allein sind mit Ihren Problemen und Fragen. Viele Menschen sind von psychischen Krankheiten oder

* Wir haben uns entschieden, Sie als Leser*in mit »Sie« anzusprechen. Damit sind immer Erwachsene, Kinder und Jugendliche gemeint. Nur wenn sich eine Botschaft direkt an Kinder unter 14 Jahren richtet, sprechen wir diese mit »Du« an.

** Wir wollen, dass sich im Buch alle – Jungs, Mädchen, nichtbinäre /diverse junge Menschen, Männer, nichtbinäre Erwachsene und Frauen – angesprochen fühlen können, daher verwenden wir den Genderstern.

Problemen betroffen, daher ist das Thema in zahlreichen Familien präsent. Oft kommt es aber nicht offen ans Tageslicht. Anders als bei körperlichen Krankheiten wie einem Beinbruch oder einer Blinddarmentzündung, möchten die Betroffenen und ihre Angehörigen nicht so gern über das Thema sprechen. Das ist verständlich, wer möchte schon gerne eigene Probleme wälzen. Aber auf Dauer ist diese Strategie nicht hilfreich, denn oft nehmen seelische Nöte zu, wenn sie unversorgt bleiben.

Vielen Menschen ist es immer noch unangenehm oder peinlich, über seelische Dinge zu sprechen. Oder sie wissen einfach nicht, *wie* sie darüber sprechen sollen. Es gibt kein Fach in der Schule, in dem Kinder lernen, wie man merkt, dass bei einem selbst oder bei den Eltern irgendwas »nicht stimmt«, oder wie man über »komische Stimmen«, »gruselige Ängste« oder »schwarze, trübe Gedanken« sprechen könnte. Ganz zu schweigen davon, wie man anderen Familienmitgliedern signalisiert: »Ich brauche Hilfe« oder »Ich glaube, du brauchst Hilfe«. Und manchmal ist es auch einfach tabu: Wer sagt denn schon gerne von sich, dass er*sie gerade wahnsinnig Angst hat, obwohl es anscheinend keinen Grund dafür gibt? Im Kapitel 3 *Das Gespräch über die psychische Erkrankung* wollen wir Ihnen Anregungen und Informationen geben, wie Sie über diese Themen sprechen können.

Nicht immer ist der Grund für eine Irritation in der Familie klar erkennbar, es muss keine psychische Störung oder Krankheit sein. Manchmal sind es auch einzelne Gefühle, die im Familienkontext überfordern können. So können starke Gefühle wie Schuld, Scham, Angst, Trauer oder Ohnmacht Beziehungen in Familien belasten. Gefühle zu empfinden, ist grundsätzlich nichts Krankhaftes oder Ungesundes. Im Gegenteil: Eine ausgewogene emotionale Schwingungsfähigkeit ist die Fähigkeit, alle menschlichen Gefühle im passenden Moment spüren und gleichzeitig aushalten und steuern zu können. Fachleute nennen dies Emotionsregulation oder Steuerungsfähigkeit. Es geht nicht darum, Gefühle grundsätzlich »wegzumachen«, sondern bewusst mit ihnen leben zu können. Einen Sturm kann man nicht verhindern, aber man kann lernen, wie man sich im Sturm am besten verhält. Manchmal sind die Gefühle aber für einzelne Familienmitglieder zu stark. Dies kann dazu führen, dass man sich in seinen Wünschen und Bedürfnissen missachtet oder nicht ernst genommen fühlt: »Es interessiert die Mama nicht, was ich will!«, »Immer geht es nur darum, was meine Schwester will …« oder »Ich muss dem Papa immer helfen, ihn entlasten, für ihn da sein.«

Bei solchen Fragen rund um das Thema Familie mit psychischer Störung will das Buch Ihnen Hilfestellung geben, egal, ob Sie selbst betroffen sind oder Angehörige*r eines Menschen mit psychischen Problemen.

Anhand konkreter Beispiele und Situationen gibt Ihnen das Buch einen Überblick, wie sich eine Störung bei einer Person und in der Familie zeigen kann (s. Kap. 1 *Auf den ersten Blick eine »ganz normale Familie«* und Kap. 7 *Rollen in Familien*). Es erklärt, wie die Störung bei Kindern und Erwachsenen spürbar ist (s. Kap. 6 *Innenwelt und Außenwelt – zwei Welten voller Gefühle*).

Neben der Vermittlung von Informationen über psychische Erkrankungen, die wir Psychotherapeut*innen *Psychoedukation* nennen, möchten wir Ihnen konkrete Übungen an die Hand geben, die Ihnen helfen, im Alltag mit psychisch kranken Angehörigen umzugehen bzw. als psychisch erkrankter Elternteil Ihrer Erziehungsaufgabe gegenüber Ihrem Kind gerecht zu werden. Wir nennen diese Übungen auch deshalb Übung, weil Sie sie tatsächlich üben müssen. Ähnlich wie beim Erlernen eines Instrumentes oder einer neuen Sportart, muss Ihr Gehirn trainiert werden, um etwas Neues zu lernen. Das Gehirn verfügt über die Fähigkeit, auch im Erwachsenenalter durch Wiederholung von Lerninhalten neue Neuronen zu bilden, das heißt, wir können lebenslang dazulernen. Diese Anpassungsfähigkeit des Gehirns nennt man neuronale Plastizität. Natürlich müssen Sie nicht jede Übung ausführen, picken Sie sich die heraus, die Sie am ehesten anspricht und die Ihnen am wenigsten schwer erscheint.

Wir wollen Ihnen Mut machen, den Schritt aus der Krankheit zu wagen, Hoffnung zu haben und erste Gespräche zu führen. Holen Sie sich professionelle Unterstützung bei Psychotherapeut*innen,

Ärzt*innen und Fachleuten aus der Kinder- und Jugendhilfe, z. B. bei Beratungsstellen und dem Amt für Kinder, Jugendliche und Familien (»Jugendamt«). Diese Hilfen stehen Ihnen über Ihre Krankenversicherung und das Sozialversicherungssystem in der Regel kostenfrei zur Verfügung.

Mut machen möchten wir Ihnen auch, indem wir Ihren Blick auch weg von der reinen Problemzentrierung lenken möchten, auch wenn dies zu Beginn schwer, ja eigentlich unmöglich erscheint. Die psychische Krankheit hat oft eine sehr dominante Stellung und beherrscht alles im Alltag. Im Kapitel 8 *Von der Belastung zur Entlastung* lenken wie Ihren Blick auch auf Ihre Stärken, die gelingenden Aspekte Ihres Lebens und Ihre vielleicht noch unentdeckte Zauberkraft, die wir Fachleute *Resilienz* nennen. Resilienz ist die Fähigkeit von Menschen, Krisen, schlimme Schicksalsschläge und belastende Lebensbedingungen ohne anhaltende psychische Beeinträchtigung zu bewältigen oder sogar gestärkt daraus hervorzugehen.

Entlastung und Gesundwerden entstehen in unserem Verständnis auch dadurch, dass Sie und Ihre mitbetroffenen Angehörigen Wissen und Verständnis über psychische Erkrankungen und den Umgang damit finden. Deshalb gibt es in diesem Ratgeber neben Fallbeispielen auch psychoedukative Teile, die Ihnen Hintergrundwissen zum Thema geben. So können Sie sich ein gutes Bild machen und passende Worte finden, um mit anderen Menschen über Ihre Probleme und Ihre Krankheit zu sprechen.

Apropos an die Hand geben ... Ratgeber sind so eine Sache. Sie sind oft so gestaltet, dass sie schnelle Lösungen für Probleme versprechen, wie »Schlank in 7 Tagen« oder »Nie wieder ohne Job«. Wir verraten Ihnen sicher kein Geheimnis, dass dies kein Ratgeber leisten kann, schon gar nicht bei psychischen Problemen. Unser Buch bietet eine *Erste Hilfe* bei psychischen Erkrankungen der Eltern. Diese psychischen Erkrankungen betreffen alle in der Familie. Alle leiden darunter, jede*r ein wenig anders, aber es können auch alle helfen, die Schwierigkeiten zu lindern und den familiären Alltag zu verbessern. Dies ist ein Gedanke aus der Systemischen Psychotherapie. Er geht weg von der Vorstellung, dass nur ein Familienmitglied betroffen ist.

Wir möchten Ihr Bewusstsein für Fragen und Probleme schärfen, die Sie vielleicht bereits geahnt haben. Wir möchten Ihnen auch erste Schritte zeigen, an wen Sie sich wenden oder was Sie selbst tun können.

Aber ein Ratgeber kann keine fachliche Hilfe ersetzen, die bei einer psychischen Störung notwendig ist. Deshalb empfehlen wir an vielen Stellen des Ratgebers, dass Sie sich Hilfe bei Fachleuten holen, ähnlich wie Sie dies mit Ihrem kaputten Auto oder Ihren Zahnschmerzen auch tun würden. Wer diese Fachleute sind, erklären wir Ihnen an zahlreichen Stellen dieses Buches und auch hier in den folgenden Absätzen. Wir wollen Ihnen hier auch gleich zu Beginn ein paar Begriffe erklären, auf die wir im Ratgeber immer mal wieder zurückgreifen werden.

Psychische Erkrankung / psychische Störung / seelische Probleme: Wir verwenden diese Begriffe weitgehend synonym, auch wenn sie einen unterschiedlichen Hintergrund haben. Früher wurde davon ausgegangen, dass seelische Erkrankungen nicht verstehbar sind und meist von den Eltern vererbt wurden. Daher sprach man zu Beginn auch eher von Erkrankungen. Heute wissen wir, dass psychische Störungen und ihre Ursachen verstehbar sind. Vererbt wird die Veranlagung (Disposition) für eine Erkrankung. Ob die Erkrankung ausbricht, hängt maßgeblich davon ab, was der Mensch in seiner Entwicklung in zwischenmenschlichen Situationen erlebt hat, z. B. Ablehnung oder Gewalt in der Kindheit. Wir sprechen heute deswegen von einem biopsychosozialen Modell psychischer Störungen.

Beratung: Beratung ist ebenso wie Ratgeber kein geschützter Begriff, es gibt Beratung für die verschiedensten Ziele: Unternehmensberatung, Jobberatung, Eheberatung usw. Für unser Thema sind vor allem vier Formen von institutioneller Beratung interessant:

- Beratungsstellen für Eltern, Kindern und Jugendliche (auch Erziehungsberatungsstellen genannt)

- Ehe-, Familie- und Lebensberatung
- Psychosoziale oder Suchtberatung
- Beratungsstelle für psychische Gesundheit (in manchen Bundesländern Sozialpsychiatrischer Dienst)
- Sonderformen der Beratung sind Telefon-, E-Mail- oder Chatberatung, z. B. über die Telefonseelsorge oder die Nummer gegen Kummer. Solche Beratungsangebote eignen sich gut, um die Hemmung abzubauen, sich jemandem anzuvertrauen und über die eigenen seelischen Probleme zu sprechen.

Familienpflege: Familienpflege ist eine Hilfe für Eltern, wenn sie ihre Kinder in einer Notsituation nicht mehr selbst betreuen können. Die Unterstützung wird vom Jugendamt zur Verfügung gestellt und kann direkt bei der Familie zuhause erfolgen. Sie kann für Kinder bis maximal zum 14. Geburtstag in Anspruch genommen werden, wenn der hauptbetreuende Elternteil psychisch beeinträchtigt ist und dadurch seinen elterlichen Aufgaben im Moment nicht gerecht werden kann.
Jugendhilfe: Die Jugendhilfe ist eine Hilfeform für Kinder, Jugendliche und junge Erwachsene sowie deren Eltern. Ziel ist die Förderung der individuellen Entwicklung. Maßnahmen der Jugendhilfe unterstützen Kinder, Jugendliche und junge Erwachsene in schwierigen Situationen. Eltern und andere Erziehungsberechtigte werden bei der Erziehung ihrer Kinder beraten und unterstützt. Diese Hilfen können in Form ambulanter Hilfen (Erziehungshilfe), teilstationärer Angebote (z. B. Tagesgruppen) oder vollstationärer Angebote (z. B. Jugendwohngruppe) beim Jugendamt beantragt werden. Die Kosten werden weitestgehend vom Jugendamt übernommen. Beratungsangebote stehen Familien kostenfrei zur Verfügung.
Kinder- und Jugendlichenpsychotherapie: Psychotherapie für Kinder, Jugendliche und junge Erwachsene ist in Deutschland eine Leistung der gesetzlichen Krankenversicherung. Zusätzlich gibt es Behandlungsstunden für Bezugspersonen, in der Regel die Eltern, im Verhältnis »ein Elterngespräch« zu »vier Kindergesprächen«. In Deutschland sind zurzeit folgende Verfahren für Kinder und Jugendliche zugelas-

sen: Tiefenpsychologisch fundierte Psychotherapie, Verhaltenstherapie, Psychoanalyse und Systemische Psychotherapie. In Kinder- und Jugendlichenpraxen werden Kinder, Jugendliche und junge Erwachsene bis zum 20. Lebensjahr behandelt.

Kinderschutz: Kinderschutz ist ein Sammelbegriff für alle staatlichen und gesellschaftlichen Aktivitäten, die Kindern und Jugendlichen ein gesundes und geschütztes Aufwachsen ermöglichen. Kinderschutz meint außerdem das, was wir tun, um Kinder vor Gewalt, Missbrauch oder Vernachlässigung zu schützen. Im Kinderschutz werden verschiedene Bereiche unterschieden:

- *Prävention:* Hier geht darum, möglichst frühzeitig familiäre Probleme zu erkennen und ihre Verschlechterung zu verhindern. Den Eltern wird hier vor allem durch Beratungsangebote geholfen, ihre Erziehungskompetenzen zu stärken. Eine Schulveranstaltung, bei der über die Rechte und den Schutz von Kindern und Jugendlichen aufgeklärt wird, gehört ebenfalls zum Bereich der Vorsorge.
- *Erkennen von Kindeswohlgefährdung:* Alle Menschen in der Gesellschaft sind in der Verantwortung, auf das Wohlergehen von Kindern zu achten. Besteht Anlass zur Sorge, dass es einem Kind nicht gut geht, können sich Erwachsene im Umfeld des Kindes beim Jugendamt melden und seine Beobachtungen, die Hinweise auf Vernachlässigung oder Gewalt geben, mitteilen. Diese werden dann durch eine zuständige Fachkraft überprüft.
- *Frühe Hilfen:* Hier unterstützt eine erfahrene Fachkraft die Familie im Alltag bei der Versorgung und Erziehung des Kindes in den ersten Lebensjahren.

Psychotherapie (für Erwachsene): Psychotherapie ist in Deutschland eine Leistung der gesetzlichen Krankenversicherung. Sie umfasst meist wöchentliche Sitzungen von 50 Minuten, die allein oder in einer Gruppe stattfinden können. Der Stundenumfang einer therapeutischen Behandlung liegt in der Regel zwischen 12 und 180 Stunden, je nach Symptomatik und Psychotherapieverfahren. Gesetzliche Krankenkassen finanzieren folgende Verfahren: Tiefenpsychologisch fundierte Psychotherapie, Verhaltenstherapie, Psychoanalyse und Systemische Psychotherapie (s. auch www.116117.de/de/psychotherapie). Welches Verfahren geeignet ist und ob das Einzel- oder Gruppensetting besser passt, wird in den Erstgesprächen mit den Psychotherapeut*innen geklärt.

Paar- und Familientherapie: Paar- und Familientherapie unterstützt Paare und Familien. Leider ist die Paar- und Familientherapie in Deutschland keine Leistung der gesetzlichen Krankenversicherung. Die beiden Angebote werden von Beratungsstellen oder von niedergelassenen Paar- und / oder Familientherapeut*innen angeboten. Die Sitzungen dauern in der Regel bis 120 Minuten und finden in größeren Abständen von ca. 4 bis 6 Wochen statt.

Psychiatrische Klinik (Akut-Klinik): In diesen Kliniken werden vor allem schwerere psychische Störungen behandelt; in erster Linie medikamentös, ergänzt durch kreative Therapien (z. B. Kunsttherapie oder Musiktherapie). In manchen Kliniken gibt es auch hier spezielle Stationen für Familien, z. B. eine Eltern-Kind-Station.

Psychosomatische Klinik und Reha(bilitations)-Klinik: In *psychosomatischen Kliniken* werden sowohl psychische als auch körperliche Beschwerden ganzheitlich behandelt. Die Behandlung ist individuell auf die Patient*innen zugeschnitten und kombiniert verschiedene therapeutische Ansätze wie Psychotherapie, Bewegungstherapie, Physiotherapie. Das gleiche gilt für *Reha-Kliniken*, die jedoch stärker darauf ausgerichtet sind, dass die Betroffenen baldmöglichst in ihr Beruf zurückkehren können. In Psychosomatische und Reha(bilitations)-Kliniken gibt in manchen Fällen spezielle Stationen für Familien, z. B. eine Eltern-Kind-Station.

Selbsthilfegruppe: Selbsthilfegruppen gibt es zu unterschiedlichen Themen. Im Kontext des Buchthemas können das z. B. Gruppen für Kinder psychisch kranker Eltern sein. Die Treffen sind meist selbstorganisiert in Verbindung mit einer Fachkraft einer Beratungsstelle für Kinder und Jugendliche oder für psychisch kranke Erwachsene.

Zu guter Letzt möchten wir unsere persönliche Haltung zum Thema teilen, die sich auch im Aufbau und der Art und Weise unseres Ratgebers widerspiegelt: Psychische Störungen, Auffälligkeiten und Erkrankungen können jede*n (be)treffen. Seelische Auffälligkeiten haben nichts mit schuldhaftem Verhalten, Versagen oder Schwäche zu tun. Die Zeiten, in denen Menschen für ihre »Probleme« blamiert wurden, sind vorbei. Wir wissen heute, dass eine Mischung unterschiedlicher Faktoren dazu führt, dass Menschen nicht mehr »klarkommen«, ein Familienmitglied auffällig wird und behandelt werden muss oder mehrere Menschen in einer Familie schwer belastet sind. Es kann Mütter oder Väter, Großeltern, Kinder oder Enkel treffen. Letztlich sind in einem Familiensystem immer alle betroffen und brauchen unterschiedliche Hilfestellungen.

Unser Ratgeber möchte Sie ermutigen, weder als Betroffene*r noch als Angehörige*r den Kopf hängen zu lassen und Ihre Situation als ausweglos und unveränderlich zu betrachten. Stattdessen sollten Sie gemeinsam das Beste aus der Situation machen und sich an das System der Helfer*innen wenden, wenn Sie selbst nicht mehr weiterkommen. In aller Regel tut niemand einer anderen Person etwas absichtlich zuleid, sondern jede*r macht es so gut, wie es eben für ihn oder sie in diesem Moment möglich ist. Das Buch wendet sich als Erste Hilfe an all jene, bei denen dieses »so gut es eben geht« nicht für die Bedürfnisse und Wünsche aller ausreicht und der Leidensdruck und die Belastungen des Alltags eine kritische Schwelle überschritten haben.

Wir wünschen Ihnen, dass Sie durch das Buch Klarheit, Hilfe und Wege aus dem Sturm finden können.

1 Auf den ersten Blick eine »ganz normale Familie«

1.1 Psychische Erkrankungen sind unsichtbar

Psychische Erkrankungen und Belastungen sind unsichtbar. Anders als ein gebrochener Arm ist ein seelisches Problem nicht auf den ersten Blick zu erkennen. Dies gilt sowohl für die eigene Wahrnehmung (»Wann habe ich eigentlich zum ersten Mal gemerkt, dass ich deutlich mehr Angst habe, als in der Situation nötig wäre?«) als auch für die Wahrnehmung der anderen (»Seltsam, ist das eigentlich ‚normal', dass meine Mutter zu jeder Tageszeit ein Glas Wein in der Küche stehen hat?«). Bei den meisten psychischen Störungen ist der Weg in die Erkrankung schleichend. Betroffene versuchen, ihr Leben so lange wie möglich im Griff zu behalten und das Problem durch Nicht-Beachten zu lösen. Das hat auch damit zu tun, dass die wenigsten Menschen Detailwissen über psychische Symptome haben. Psychologie gehört genauso wenig zur schulischen Allgemeinbildung wie die Grundlagen des Steuerrechts oder das Reparieren eines Fahrrads. Daher dauert es oft lange, bis Betroffene und Angehörige für sich das Puzzle aus einzelnen Beobachtungen und Gefühlen zusammengesetzt haben und sich für sie ein Gesamtbild einer psychischen Störung herauskristallisiert.

Aber nicht nur aus Unwissen versuchen Menschen in aller Regel trotz ihrer seelischen und in der Folge auch alltäglichen Herausforderungen weiter zu funktionieren. Sie gehen zur Arbeit, versorgen und erziehen ihre Kinder, leben ihre Beziehungen mit ihrem*ihrer Partner*in und im Freundeskreis weiter. Es ist eher die Regel als die Ausnahme, dass Menschen in seelischen Nöten alles dafür tun, vor sich selbst und vor anderen gesund und gut dazustehen. Auch wenn einem psychischen Problem oft kein Stigma mehr anhaftet, wird es häufig beschämend erlebt, wenn man nicht mehr wie gewohnt im privaten und beruflichen Alltag funktioniert. Bei spezifischen Themen wie Sucht kommt zur Scham meist auch noch ein Schuldgefühl dazu.

Um Ihnen ein Bild davon zu geben, wie sich dies auswirken kann, stellen wir beispielhaft die Familie Bach* vor:

»Fallbeispiel Familie Bach

Das jüngste Familienmitglied der Bachs ist Jessica. Sie ist 4 Jahre alt und geht seit einem halben Jahr in den Kindergarten. Zuhause ist sie ein ruhiges Mädchen, das sich am liebsten an der Seite ihrer Mama aufhält. Sie »hilft« ihr beim Aufräumen und Wäschemachen und folgt ihr auch gerne mal ins Bad und auf die Toilette. Im Kindergarten ist sie sehr still und spricht wenig, obwohl sie dort schon zwei Freundinnen gefunden hat, denen sie sich beim Spielen anschließt.

Dominik, ihr vier Jahre älterer Bruder, geht in die 2. Klasse. Er ist zuhause auch eher ein ruhiges, unauffälliges Kind. Er spielt viel allein in seinem Zimmer. Zweimal die Woche hat er Fußballtraining im Verein, zu dem er mit dem Fahrrad fährt. Meist klappt es nur einmal, weil er zuhause oft helfen muss. Er ist intelligent, hat aber nicht so gute Schulnoten und fällt auch manchmal auf, weil er im Unterricht müde ist und in den Pausen andere Kinder schubst.

Klaus ist 37 Jahre alt und seit ein paar Jahren als IT-Systemadministrator in einem großen Unternehmen tätig. Er muss mehrmals im Jahr für längere Zeit bei Auslandskunden vor Ort sein. Wenn er nicht auf Geschäftsreise ist, kann er vieles im Home-Office erledigen. Wenn er zuhause ist, ist die Küche »sein« Bereich, er macht den Kindern das Frühstück und die Pausenbrote und kocht jeden Abend. Anschließend bringt er die Kinder ins Bett und setzt sich danach noch für ein bis zwei Stunden an den PC, damit er sein tägliches Arbeitspensum schafft.

Sabine ist 36 Jahre alt und gelernte Arzthelferin. Sie arbeitet vormittags in einer Praxis, wo sie bei ihren Kolleginnen und ihrem Chef wegen ihrer lebendigen Art beliebt ist. In der Zeit zuhause fühlt sie sich weniger lebendig und versucht mit dem Haushalt und den Kindern klarzukommen. Sie weiß nicht genau, wann »es« begonnen hat mit den Gefühlen von Traurigkeit und innerer Leere, aber nach der Geburt der Tochter

* Alle Namen im Buch sind erfunden und persönliche Daten anonymisiert.

war es manchmal so schlimm, dass sie begonnen hat, ab und zu mal etwas Wein zu trinken, damit sie die Traurigkeit nicht so spüren muss. Wenn Klaus da ist, ist das Gefühl nicht ganz so schlimm, und sie kann tagsüber die Menge an Alkohol kontrollieren. Ist ihr Mann jedoch unterwegs, trinkt Sabine mittlerweile am frühen Nachmittag die erste Flasche Wein leer, am Abend meist die zweite. Wenn Klaus von einem längeren Auslandsaufenthalt wiederkommt, beseitigt sie alle Spuren, bevor sie ihn zusammen mit den Kindern am Flughafen abholt.

Dominik weiß Bescheid, dass er, wenn sein Papa nicht da ist, die Mama meist im Wohnzimmer auf der Couch findet. Sie ist dann oft müde und schläft. An diesen Tagen übernimmt Dominik das Abendessen und schiebt eine Tiefkühlpizza in den Ofen. Danach liest er seiner kleinen Schwester eine Gute-Nacht-Geschichte vor. Er ist dann der »Mann im Haus« und erledigt »Papas Aufgaben«, auch am nächsten Morgen noch. Er macht Jessica das Pausenbrot und nimmt die leeren Flaschen mit in die Garage, wenn er dort sein Fahrrad holt. Auf dem Weg zum Fußballtraining kommt er bei einem Altglas-Container vorbei und kann die Flaschen entsorgen.

Wenn Sabine morgens aufsteht, wenn es »spät« wurde, und ihre Tochter zum Kindergarten bringt, hat sie ein schlechtes Gewissen und nimmt sich fest vor, dass es dieses Mal ein anderer Tag werden wird, ein Tag mit weniger Alkohol. Vormittags in der Arbeit kann sie abschalten und ihre Probleme vergessen. Auf dem Heimweg kauft sie beim Discounter ein. In aller Regel sind zwei bis drei Flaschen Wein in der Einkaufstasche.

*Familie Bach wirkt äußerlich unauffällig. Sie haben ein kleines Haus mit Garten und verstehen sich gut mit ihren Nachbar*innen. Zweimal im Jahr fahren sie in den Urlaub. Sabine ist im Elternbeirat des Kindergartens engagiert und organisiert gerne mit anderen Eltern Sommerfeste. Die Eltern von Klaus und Sabine wohnen weiter weg. Sabine ist froh, dass ihre Eltern nicht in der Nähe sind. Ihr Verhältnis ist nicht besonders gut. Die Mutter von Klaus kommt einmal im Jahr für eine Woche, damit ihr Sohn »auch mal an einem gedeckten Tisch« sitzen kann. Sie hat ihren Sohn schon das eine oder andere Mal gefragt, ob alles in Ordnung sei.*

1.2 Zwei Seiten einer Person

Eine typische Situation: Von außen betrachtet wirkt die Familie intakt – ein liebevoller Vater, eine freundliche Mutter, zwei nette Kinder. Blickt man hinter die Fassade, kommt eine andere Seite zum Vorschein. Es wirkt dann so, als ob Sabine zwei Seiten hätte: eine gesunde, kompetente Alltagsseite und daneben eine oft unsichtbare, problembeladene, überforderte, suchtkranke Seite (Abb. 1).

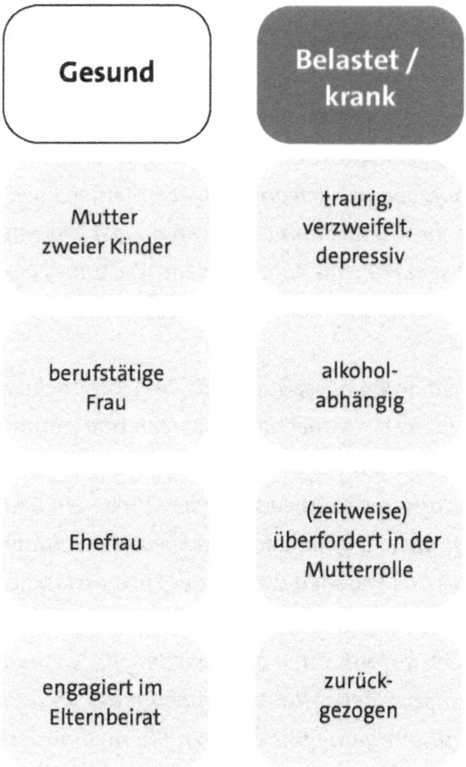
Gesund
Belastet / krank
Mutter zweier Kinder
traurig, verzweifelt, depressiv
berufstätige Frau
alkohol-abhängig
Ehefrau
(zeitweise) überfordert in der Mutterrolle
engagiert im Elternbeirat
zurück-gezogen

Abb. 1 Die zwei Seiten von Sabine (s. Fallbeispiel Familie Bach)

Die Zwei-Seiten-Logik gilt nicht nur für das Thema Sucht, sondern allgemein für psychische Störungen. Familienangehörige sehen und erleben das Verhalten untereinander als »normal«. Kinder beschreiben das manchmal so: »Die Mama geht arbeiten und ist auch für unsere Schulaufgaben da. Sie bringt uns zu Freunden und kümmert sich um den Haushalt. Der Papa kocht besser.« Erst bei genauerem Hinsehen wird die zweite Seite sichtbar: »Manchmal weint sie und ist oft müde, muss sich mal hinlegen.« Auch der Ehemann sieht die kranke Seite nicht auf den ersten Blick: »Meine Frau kocht halt nicht gern. Sie ist vom Typ her nicht so ein Familienmensch. In ihrem Job gefällt es ihr gut, und sie engagiert sich im Elternbeirat.«

Solange die psychische Problematik nicht stark ausgeprägt ist, erleben besonders Kinder ihre Eltern primär in ihrer Alltagsrolle. Für kleinere Kinder ist das klar: Papa ist *so* und Mama ist *so*. Ihr Erleben und Verhalten werden nicht bewusst reflektiert. Erst in der Schulzeit wird darüber nachgedacht und es werden diesen Beziehungen bestimmte Qualitäten zugesprochen: erziehend, fürsorglich, begrenzend, nervig, anregend, tröstend, aufmunternd. Kinder wachsen von Geburt an in diese Rollenkonstellation hinein und hinterfragen daher elterliches Verhalten nicht in Kategorien von »gesund« und »krank«. Selbst erwachsenen Kindern psychisch kranker Eltern(teile) fällt diese bewusste Wahrnehmung sehr schwer. Häufig braucht es eine unterstützende Wahrnehmung einer anderen Person, damit ein Kind erkennt, dass ein Elternteil psychisch belastet oder krank ist. »Normal« ist das, was man kennt. Dass eine so wichtige Bindungsperson psychische Probleme haben kann oder gar an einer psychischen Erkrankung leidet, ist oft nicht vorstellbar für die Angehörigen.

1.3 Eine Person ist krank und die ganze Familie hat ein Problem

Blickt man tiefer in die Familie, in der ein Mensch psychisch auffällig ist, sieht man meist weitere Menschen, die in Not sind und Hilfe brauchen. Am Beispiel von Familie Bach zeigt sich die Belastung bei allen Familienangehörigen (s. Abb. 2).

Nicht nur die ursprünglich betroffene Person, in dem Fallbeispiel Sabine mit der Depression und der Alkoholabhängigkeit, leidet unter der Situation. Das ganze Familiensystem passt sich an und trägt gemeinsam das Thema. Andere Familienangehörige wie Partner*innen und Kinder versuchen, die Defizite auszugleichen, indem sie mehr Aufgaben übernehmen, und erschöpfen sich dadurch.

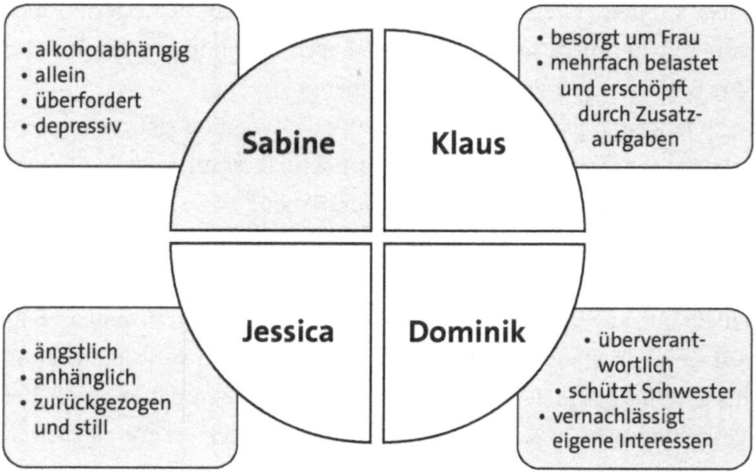

Abb. 2 Belastungsseiten bei allen Familienangehörigen (s. Fallbeispiel Familie Bach)

Im Beispiel ist dies sowohl beim Ehemann als auch beim Sohn zu erkennen. Kinder versuchen häufig, die Belastungsfaktoren auszugleichen. Einerseits verstehen sie nicht, dass das Problem größer ist als angenommen, und sie verstehen nicht, was der Grund für die Umverteilung der Aufgaben ist. Andererseits sind sie auf eine emotional intakte Atmosphäre noch mehr angewiesen als die Erwachsenen. So strengt sich im Fallbeispiel der Sohn bereits wie der Vater an und sorgt dafür, dass das Familiensystem weiterlaufen kann, in dem er in einem Maße Aufgaben übernimmt, die nicht altersgerecht sind. Er versteht nicht, dass das Thema der psychisch belasteten Mutter sehr groß ist, und er denkt auch nicht darüber nach, warum er die Zusatzaufgaben übernimmt. Erst wenn auch die Angehörigen an ihre Belastungsgrenze kommen, zeigen sich erste Auffälligkeiten. Andere Kinder, wie im Beispiel die Tochter, haben weniger Ausgleichsmöglichkeiten und zeigen im Verhalten Sorge um die primär betroffene Person und leichte Entwicklungsverzögerungen.

1.4 Die Familie über der Belastungsgrenze

Alle Familienmitglieder meinen es in solchen Situationen in der Regel gut und versuchen ihr Bestes zu geben. Aber die Kraft reicht meist nicht für lange Zeit. Das System Familie erschöpft sich so lange, bis eine Person nicht mehr weiterkann. Häufig wird erst dann die bereits länger bestehende Belastung sichtbar. Das muss nicht immer die Person mit dem stärksten Symptom sein, manchmal ist es auch ein Familienmitglied, das lange versucht hat, die bestehenden Defizite auszugleichen.

Blicken wir noch einmal auf Familie Bach, so könnten verschiedene Szenarien eintreten:

- Sabines Depression wird so stark, dass sie nicht mehr aufstehen und ihrem Beruf nachgehen kann, oder sie beginnt in betrunkenem Zustand, Fehler zu machen, die andere mitbekommen.
- Klaus entwickelt durch die Erschöpfung eine Burnout-Depression und fällt eine Zeit lang beruflich sowie familiär als Hilfe aus.
- Dominik bekommt zunehmend Schulschwierigkeiten und verliert im Fußballverein den Anschluss, weil er zu selten zum Training kommt und zeigt ein aggressiveres Verhalten.
- Jessica wird noch ängstlicher und fällt im Kindergarten durch emotionale, kognitive oder körperliche Symptome auf, wie z. B. durch Einnässen.

Erst wenn trotz aller Anstrengung ein Familienmitglied das Defizit nicht mehr ausgleichen kann und sich psychische Symptome zeigen (z. B. Angstzustände), wird das Problem in der Familie sichtbar. Diese Person – in der Fachsprache der Familientherapie der*die *Indexpatient*in* – gerät dann in den Fokus der Familie und unter Umständen auch von Außenstehenden. Alle erschrecken, wie »so etwas« sein kann, wie sie »so etwas« übersehen konnten und was denn jetzt nur zu tun sei. In der ersten Hilflosigkeit beginnt die Familie häufig, die Anstrengung noch zu vergrößern, viele kümmern sich jetzt um den*die Indexpatient*in, damit »es« wieder ins Lot kommt. Alle sollen mithelfen, damit es dem*der Indexpatient*in möglichst schnell wieder besser geht. Je nachdem, wer es ist, werden die Botschaften an die jeweils anderen formuliert: Die Kinder werden ermahnt, dass sich der Papa mal ausruhen muss, die Mutter soll mit der Tochter zum Kinderarzt, der Sohn soll in der Schule besser aufpassen und nicht so aggressiv sein, die Mutter lieber weniger arbeiten und dafür nachmittags weniger auf der Couch schlafen. Aber auch innere Botschaften werden dann formuliert: Die Mutter nimmt sich noch fester vor, wenigstens tagsüber keinen Alkohol zu trinken und dafür ab und zu mit ihrer Tochter zu einer Freundin zu gehen, damit diese Freundschaften entwickeln kann. Der Sohn nimmt sich vor, sich weniger um die Mutter zu sorgen und dafür wieder regelmäßiger zum Fußball zu gehen. Auch in der Schule versucht er, aufmerksamer zu sein.

Manchmal kommt auch Hilfe von außen: Bei den Bachs bietet die Oma an, dass sie öfter für ein paar Tage kommt, um im Haushalt zu helfen und mit dem Enkel Hausaufgaben zu machen.

Ist das Problem das erste Mal sichtbar geworden, geht ein Ruck durch das Familiensystem, häufig ändert sich etwas. Und doch ist es manchmal nur mehr vom Gleichen. Kurzzeitig gelingt es manchen Familien, die Lage zu verbessern oder wenigstens zu stabilisieren. Die gesunden und kompetenten Seiten von allen werden deutlicher sichtbar. Langfristig siegt oft die Erschöpfung, wenn die Hauptprobleme nicht angegangen werden. Obwohl sich Einzelne oder auch die ganze Familie bemühen, kommt der Punkt zurück, den alle am liebsten vergessen wollen: Die Symptome der Mutter, also die kranke und belastete Seite, bleiben oder werden schlimmer.

Eine nachhaltige Änderung kann erst kommen, wenn sich die Familie oder Einzelne davon verabschieden, zu versuchen, das Problem durch Selbsterschöpfung zu lösen. Dass es für diese Schwelle manchmal nicht viel braucht, zeigt das Fallbeispiel.

»Fallbeispiel Familie Bach (Fortsetzung)

- *Dominiks Lehrerin bittet Sabine in die Sprechstunde und fragt: »Mir fällt auf, dass Dominik immer so müde im Unterricht ist. Er ist ja intelligent, aber das Einschlafen in der Klasse fördert nicht gerade seine Leistungen. Gibt es etwas, was ich wissen sollte, um ihm helfen zu können?«*
- *Die Kindergärtnerin von Jessica sagt im Gespräch mit Sabine: »Ihre Tochter erzählt, dass häufig ihr Bruder das Pausenbrot macht und dass sie sich morgens vor dem Kindergarten nicht von Ihnen verabschiedet. Auch, dass der Papa oft weg ist. Wir kennen uns ja ein wenig vom Elternbeirat, gibt es denn Probleme? Brauchen Sie vielleicht Unterstützung zuhause?«*
- *Im Mitarbeitergespräch teilt der Arbeitgeber Klaus mit: »Wir haben jetzt einen größeren Auftrag im außereuropäischen Ausland dazubekommen, das bedeutet, dass Sie in Zukunft öfter dort anwesend sein müssen. Ich gehe davon aus, dass dies kein Problem darstellt?«*
- *Sabines Chef fällt auf, dass seine Arzthelferin ihre Aufgaben nicht mehr so zuverlässig erledigt: »Wir kennen uns ja schon lange, daher wollte ich Sie mal etwas fragen. Die letzten Monate haben sie immer öfter Schludrigkeitsfehler gemacht. Ich kenne das nicht von Ihnen. Ist alles in Ordnung?«*
- *Der Fußballtrainer spricht Klaus an: »Warum kommt Dominik eigentlich nicht mehr regelmäßig zum Training?« Und: »Ich glaube, es wäre für ihn eine Motivation, wenn ab und zu ein Elternteil mal als Zuschauer zu den Spielen käme.«*
- *Die Großmutter findet zahlreiche leere Weinflaschen in der Garage, obwohl Klaus doch nur Bier trinkt, und spricht ihn darauf an: »Sag mal, trinkst du jetzt plötzlich Wein? Das hat dir doch nie geschmeckt! Und dann auch eine ordentliche Menge ...!«*

Oft sind es nur kleine Anstöße, die, wenn sie auf eine sensible Stelle treffen, eine öffnende Wirkung haben können. Durch eine ernstgemeinte, offene Frage an eines der Familienmitglieder bietet sich eine Chance, dass die Probleme nachhaltiger angegangen werden. Alle können lange Zeit immer wieder das Brüchige kleben, oder eine Person in der Familie findet den Mut zu sagen, was im Argen liegt. Wenn eine Tür einmal geöffnet ist, können auch die anderen in der Familie hindurchgehen. Und wenn selbst anderen schon etwas aufgefallen ist, muss die betroffene Familie nicht mehr länger versuchen, so zu tun, als ob alles in Ordnung sei. Es kann über die kranke Seite gesprochen werden.

Es ist für eine Auseinandersetzung mit dem Thema psychische Belastung nicht nötig, dass alle schon die richtige Sprache für die Krisensituation haben. Wie zu Beginn erwähnt, ist dies in den seltensten Fällen so. Wer kann schon Symptome einer Depression beschreiben? Oder wer kennt die Kriterien für eine Suchterkrankung oder für eine kindliche Entwicklungsstörung?

Der Anfang ist gemacht, wenn eine*r sagt »Ich kann nicht mehr« oder »Ich muss mal mit dir über ein Problem reden«. Günstig ist es in so einem Fall, wenn dieses Gespräch zunächst auf der Eltern- und Paarebene stattfindet. Ist dies erfolgt, kann gemeinsam überlegt werden, wie die Eltern es mit ihren Kindern besprechen (Tipps für die Gespräche über psychische Erkrankungen s. Kap. 2).

In unserer Beispielfamilie Bach ist eine Situation beschrieben, die auftreten kann, wenn ein Elternteil unter einer Depression und einer Suchterkrankung leidet. Psychische Symptome kennen aber viele verschiedene Spielarten.

1.5 Wenn die Situation sich von heute auf morgen ändert – Psychose und bipolare Störung

Manche psychischen Störungen entwickeln sich schleichend, wie ein langsam zunehmendes Suchtproblem oder eine Depression (s. Fallbeispiel Familie Bach). Bei anderen Erkrankungen sind die Übergänge eher abrupt. Plötzlich ist der Mensch anders, nicht mehr wiederzuerkennen. Hilfe wird in solchen Fällen meist ganz schnell benötigt. Dies ist etwa dann der Fall, wenn ein Mensch eine akute Psychose oder einen akuten Schub einer Erkrankung aus dem Bereich der Schizophrenie hat. Auch eine bipolare Erkrankung kann sich schnell einstellen, so dass ein unmittelbarer Handlungsbedarf entsteht.

In einem Moment ist noch die gesunde, kompetente Seite zu sehen, im nächsten Moment verhält sich die Person wie ein anderer Mensch. Vielleicht wirkt sie komisch, bizarr, unberechenbar, besonders ängstlich, vielleicht ist sie auch unverständlich in ihren Gedanken und Äußerungen oder verhält sich sehr ungewöhnlich. Auch schubweise Erkrankungen wie die Psychose kündigen sich in der Regel an, doch beim ersten Mal erkennen Angehörige das oft nicht und sind bei einem akuten Ausbruch überrumpelt.

Zwei Störungsbilder werden im Folgenden kurz beschrieben, weil sie für Angehörige besonders skurril oder fremd erscheinen und besonders Kinder hilflos im Umgang mit diesen Menschen machen.

Der Mensch in der Psychose

Ein Mensch mit einer akuten Psychose erlebt die Welt anders als in seinem sonstigen Zustand und anders als die übrigen Menschen. Er hat seine eigene Sicht auf Alltagsdinge, die ihn umgeben, und er verhält sich dementsprechend auch ganz anders als normalerweise. Dies bedeutet, dass die Angehörigen mit ihrem sonst üblichen Umgang nicht weiterkommen und sehr irritiert sind.

An dieser Stelle seien die Begriffe Psychose und Schizophrenie voneinander abgegrenzt, da sie oft fälschlich gleichgesetzt werden. Psychose ist ein *Sammelbegriff* für psychische Störungen, bei denen der Bezug zur Realität gestört ist (z. B. Halluzination wie Stimmen hören). Schizophrenie hingegen ist eine *spezifische psychische Erkrankung* mit psychotischen Symptomen wie Halluzinationen, Wahn, Denkstörungen. Die Schizophrenie ist also eine Form der Psychose (schizophrene Psychose), aber nicht jede Psychose ist eine Schizophrenie.

Im folgenden Kasten sind Symptome der Psychosen genannt, die am häufigsten vorhanden sind und sich in einem akuten Schub zeigen.

Symptome einer akuten Psychose

Ich-Störungen oder Störungen des Selbsterlebens: Die Person hat das Gefühl, dass andere Menschen ihre Gedanken lesen oder hören können, dass andere Menschen ihnen Gedanken eingeben oder entziehen können. Sie hat ein Fremdsteuerungserleben (Gefühl des Gemachten) in Bezug auf das eigene Leben, aber auch konkret auf die eigenen Bewegungen des Körpers, der eigenen Gedanken, Tätigkeiten oder der Empfindungen.

Inhaltliche Denkstörungen wie z. B. Wahn: Beim Vorliegen eines Wahns ist die betroffene Person felsenfest von etwas überzeugt, was alle anderen Menschen um sie herum für nicht wahr halten. Sie hat eine nicht korrigierbare bzw. unüberprüfbare Vorstellung. Häufige Wahnthemen sind die Überzeugungen, von Anderen oder fremden Mächten verfolgt, beobachtet oder abgehört zu werden. Infolge des Wahns und der damit verbundenen Angst bleiben die Betroffenen zuhause in ihrem Zimmer und schließen Fenster und Rollläden. Auch die Überzeugung, vergiftet zu werden, ist ein häufig vorkommender Wahninhalt, was dazu führt, dass sie keine Nahrung mehr zu sich nehmen.

Formale Denkstörungen: Der Gedankenfluss von Menschen in einem akuten psychotischen Schub ist häufig auffällig verändert. Oft ist deshalb eine sinnvolle Kommunikation nicht möglich. Das Denken kann deutlich verlangsamt sein oder zerfahren wirken, die Gedanken reißen beim Sprechen ab oder es gibt Einschiebungen in den logischen Gedankenfluss. Dies wirkt im Gespräch meist bizarr und verstörend.

Wahrnehmungsstörungen wie z. B. akustische Halluzination: Die Person nimmt Stimmen wahr, obwohl niemand da ist, der*die zu ihr spricht. Die Stimmen können einen kommentierenden Charakter haben (»Das hat doch keinen Sinn, was du da machst«) oder mit der Person einen inneren Dialog führen (»Sag mir doch mal, warum du jetzt Tee kochen willst«). Die gefährlichste Variante sind imperative oder befehlende Stimmen. Letztere können z. B. den Befehl geben, dass sich die Person das Leben nehmen soll (»Gehe jetzt auf die Brücke und springe hinunter«).

Anhaltende Halluzination jeder anderen Sinnesmodalität: Halluzinationen, also sinnliche Einbildungen, können nicht nur akustisch (Stimmen) sein, sondern auch optisch (etwas sehen, was andere nicht sehen, z. B. kleine Monster, Außerirdische), olfaktorisch (etwas riechen, z. B. Gas), gustatorisch (etwas nicht Vorhandenes schmecken), haptisch (etwas spüren wie eine Berührung).

»Negative« Symptome: In einer Psychose gehen bei den Betroffenen auch bestimmte Aspekte des Alltagslebens verloren. Sie wirken dann auffällig apathisch und antriebslos, auch die Sprache verarmt. Die Gefühle und Affekte sind verflacht (die Menschen sind emotional wenig spürbar) oder inadäquat, das heißt, sie passen nicht zur Situation (z. B. Lachen in traurigen Situationen).

Katatone Symptome: Diese Symptome zeigen sich seltener und nur bei besonderen Formen der Schizophrenie. Dazu gehören eine sehr große Erregung, Haltungsstereotypien und motorische Erstarrung (Stupor).

Die häufigste Form der Psychose ist die *paranoid-halluzinatorische Schizophrenie*. Diese Form der Erkrankung kommt bei ca. einem von 1000 Menschen vor. Betroffene Menschen haben in der Regel eine Vielzahl der genannten Symptome. Sie fühlen sich meist sehr stark bedroht und verängstigt und handeln aus einer inneren Logik, die durch rationale Argumente nicht zu beeinflussen ist. Das bedeutet, es hilft nichts, wenn andere Menschen sagen: »Da ist doch niemand, das bildest du dir nur ein.« Im Gegenteil, es vergrößert in der Regel das Problem.

Eine akute Schizophrenie ist eine schwere psychische Erkrankung, die meist einer stationären psychiatrischen, häufig später auch zusätzlich einer medikamentösen und psychotherapeutischen Behandlung bedarf. Ist die Erkrankung bereits einmal aufgetreten, ist es wichtig, dass in der Familie über die Frühwarnzeichen gesprochen wird: Woran erkennen die betroffene Person und die Angehörigen, dass sich ein schizophrener Schub ankündigt? Häufig sind dies unspezifische Symptome wie z. B. ein Gefühl von Dünnhäutigkeit, längere Schlaflosigkeit und sozialer Rückzug. Wenn alle Bescheid wissen, kann schneller reagiert und ein akuter, schwerer Schub im Vorfeld etwas abgefangen werden.

Allgemein ist die Konfrontation mit Angehörigen in einem schizophrenen Schub stark verunsichernd. Partner*innen werden manchmal auch mit in Wahnthemen hineingezogen (»Du gehörst auch zu denen«), so dass im Kontakt eine große Hilflosigkeit entsteht. Je stärker Angehörige die Betroffenen mit deren »verschobener« Wahrnehmung konfrontieren, desto mehr können Situationen eskalieren. Kinder reagieren meist stark verängstigt, wenn sich ein erkrankter Elternteil plötzlich von der Welt bedroht zeigt.

»Fallbeispiel Schizophrenie

Ulrike (Mitte 40, leitende Angestellte, verheiratet, zwei Kinder) erzählt über ihre Mutter, die unter einer chronischen Schizophrenie leidet: »Ich erinnere mich, dass ich als Kind, ich war da vielleicht 5 oder 6 Jahre alt, also gerade in der Schule, manchmal meiner Mutter das Essen auf ihr Zimmer bringen musste. Sie hat nur mich reingelassen und ist dann immer in der hintersten Ecke gestanden. Sie hat mich ganz komisch angeschaut. Ich musste immer vor ihren Augen ihr Essen probieren, da sie dachte, es sei vergiftet. Mein Vater durfte es nicht bringen, da sie dachte, er hätte das Gift hineingemischt. Wenn ich das Essen vertragen habe, konnte sie auch vorsichtig ein bisschen davon zu sich nehmen. Das habe ich erst Jahre später verstanden, als mein Vater es mir erklärte. Da war ich vielleicht 18 oder 19 Jahre alt. Wenn es nicht besser wurde, hat sie sich auch nicht mehr gewaschen und ihr Zimmer nicht mehr verlassen. Mein Vater hat dann irgendwann den Krankenwagen geholt und die haben sie dann mitgenommen in die Klinik. Während meine Mutter in der Klinik war, hat ihre Schwester bei uns gewohnt. Mein Vater musste ja arbeiten. Meine Tante hat ihre Schwester manchmal in der Klinik besucht und mir gesagt, ich solle meine Mutter auch besuchen. Das war weit weg, knapp 50 Kilometer. Ich bin dann allein zweimal die Woche

hingefahren mit dem Zug und habe sie besucht. Ich wusste nicht, was los war mit ihr. Sie hat wohl Tabletten bekommen und viel geraucht. Die Ärzte und auch die anderen haben da nicht mit mir geredet. Irgendwann, nach ein paar Wochen, war meine Mutter dann wieder zuhause. Sie war zunächst noch etwas ruhig, ein bisschen langsam. In der Familie haben wir nicht darüber gesprochen, was los war.
Als ich älter war, so in der Pubertät, hat mein Vater dann genervter reagiert und gesagt: »Jetzt spinnt sie wieder. Ich werde den Krankenwagen holen.« Ich glaube, diese Zustände waren so alle zwei Jahre. Sie hat heute immer noch manchmal komische Zustände, aber ich glaube, sie bekommt von ihrem Arzt Tabletten; die nimmt sie, soweit ich weiß, immer. Seither ist es nicht mehr so schlimm. Sie lebt jetzt schon lange allein. Mein Vater hat sich getrennt und ist immer noch voller Hass auf sie. Aber ich glaube, er hat auch Schuldgefühle, die er dann in Whiskey ertränkt.«
Ulrike hat mit Mitte 40 in einer Psychotherapie erfahren und verstanden, dass ihre Mutter unter einer chronischen Schizophrenie leidet. Nach knapp 40 Jahren konnte sie einordnen, was mit ihrer Mutter los war und ist, und verstehen, was sie schon als kleines Mädchen zu bewältigen hatte. Sie kam in Psychotherapie, weil sie sich in Alltags- und Berufsfragen hilf- und orientierungslos fühlte.

An Ulrikes Beispiel kann man gut erkennen, dass eine schwere psychische Erkrankung das gesamte Familiensystem belastet: die Betroffene selbst, den*die Partner*in, die Kinder und auch Geschwister. Alle brauchen Hilfe und Unterstützung, mit der Situation möglichst gut umgehen zu können. Familien versuchen lange, mit der Lage klarzukommen. Dies hat manchmal einen hohen Preis, der auch von den nächsten Generationen gezahlt wird.

Der Mensch mit einer bipolaren Störung

Eine ähnlich schwere Erkrankung kann die bipolare Störung sein, die sich durch starke Schwankungen zwischen zwei Polen auszeichnet: einer depressiven Phase und einer euphorischen oder manischen

Phase. Daher wurde sie früher auch manisch-depressive Erkrankung genannt.

Ein Mensch in einer akuten manischen Phase fällt durch seine »Präsenz« auf. Angehörige haben meist das Gefühl, die Betroffenen sollten einmal langsam machen und ruhiger werden. Betroffene sind übertrieben »gut drauf«. Sie zeigen Symptome wie eine deutlich gehobene Stimmung, einen starken Drang nach Aktivität oder motorische Unruhe. Sie sind sehr gesprächig, manchmal nicht zu stoppen, leicht ablenkbar oder wechseln andauernd Aktivitäten und Pläne. Manchmal scheinen ihnen die Ideen zu entgleiten oder sie haben ein Gefühl von Gedankenrasen. Ihr Schlafbedürfnis ist reduziert, sie können mehrere Tage ohne Schlaf auskommen und neigen zu einer überhöhten Selbsteinschätzung oder zeigen Größenwahn (»Ich bin der Sohn Gottes«, »Ich, die Retterin der Welt«). In manischen Phasen zeigen die Betroffenen leichtsinniges Verhalten, indem sie Risiken nicht beachten. Sie verlieren die üblichen sozialen Hemmungen, verhalten sich daher unangepasst, haben eine gesteigerte Libido und fallen z. B. durch sexuelle Taktlosigkeiten auf. Menschen in der akuten Manie geben oft hohe Geldbeträge aus (z. B. dauernde Online-Geschäfte, Autokäufe), die über ihren Verhältnissen liegen. Wichtiger Hinweis: Da in akuten manischen Phasen keine Geschäftsfähigkeit vorliegt, können diese Geschäfte wieder rückgängig gemacht werden.

Das Verhalten der akut manischen Menschen geht nicht spurlos an den Angehörigen vorüber. Besonders die Partner*innen sind genervt, wollen die betroffene Person stoppen, beruhigen, auch vor eigenen Konsequenzen schützen. Abhängig vom Schweregrad der manischen Phase ist dies meist nicht von Erfolg gekrönt, da die Betroffenen in dieser akuten Phase keine Krankheitseinsicht haben, das heißt, sie wissen nicht, dass sie gerade ein Problem haben und sich dadurch zusätzliche Probleme schaffen, z. B. Verschuldung. Jüngere Kinder sind nicht gleich so genervt, da sie sich von der euphorisch getragenen Stimmung zunächst beeindrucken lassen. Erst in späteren Phasen empfinden die Kinder den betroffenen Elternteil als »peinlich«. Sie schämen sich für dessen ungezügeltes Verhalten.

Wie bei der Schizophrenie fällt der veränderte Zustand auf und bedarf einer psychiatrischen, in aller Regel stationären Behandlung. Angehörige Partner*innen und Kinder sowie Geschwister sollten möglichst über das Krankheitsbild informiert sein. Einschlägige Beratungsstellen wie der Sozialpsychiatrische Dienst, niedergelassene Psychotherapeut*innen und Psychiater*innen können das notwendige Wissen zur Verfügung stellen.

Bei manchen Menschen mit einer bipolaren Erkrankung zeichnet sich die manische Phase durch eine sehr deutlich gereizte Stimmung aus, die sich auch nicht einlenken lässt und häufig mit einer Gewalteskalation endet. Die Stimmung ist nicht euphorisch. Hier ist Gefahr in Verzug, daher müssen diese Menschen möglichst schnell in die Klinik eingewiesen werden. Meist gelingt dies nur noch mithilfe der Polizei.

1.6 Weitere psychische Krankheiten

Manche psychischen Erkrankungen sind bunt. Menschen, die betroffen sind, fallen auf, wie z.B. bei der oben erwähnten akuten Psychose oder der manischen Phase einer bipolaren Störung, oder auch wenn ein Familienangehöriger oder eine Familienangehörige oft stark alkoholisiert ist. Andere Erkrankungen verlaufen lange Zeit stiller und belasten dennoch alle, besonders natürlich die Betroffenen selbst, aber eben auch die Angehörigen, die sich Sorgen machen oder ein Defizit kompensieren wollen.

Bei den verschiedenen Erkrankungen gibt es typische Symptome und individuelle, personen- und familienabhängige Reaktionen sowie typische Gefühle bei erwachsenen Angehörigen. Diese haben wir in Tabelle 1 zusammengestellt.

Tab. 1: Häufige psychische Erkrankungen, Symptome und Reaktionen

Psychische Erkrankung	Hauptsymptome	Typisches Gefühl der Angehörigen / Wunsch der Angehörigen
Depression	Gedrückte Stimmung, Interesse- und Freudlosigkeit, Antriebslosigkeit oder gesteigerter Antrieb, Störungen des Appetits und des Schlafs	Hilflosigkeit, Mitgefühl; Wunsch zu helfen, anzuschieben oder zu retten
Sucht	Störungen durch Kontrollverlust bei Substanzgebrauch (Alkohol, Drogen, Medikamente) oder durch Verhaltenssüchte (Gaming und Gambling)	Genervtheit, Ekel, Verleugnung des Problems, co-abhängige Unterstützung; Wunsch: »Er*sie soll einfach aufhören«, »Es soll nicht sein«
Angsterkrankung	Übermäßige Furcht und Angst vor einzelnen Dingen, Menschen oder Situationen, die zu Leid und Beeinträchtigung des Alltags führen	Ängstlich, beunruhigt; Wunsch, das Gegenüber zu beruhigen
Posttraumatische Belastungsstörung	Erinnerungen und Alpträume nach Extremerlebnissen, Vermeidungsverhalten, Übererregung	Angst, Scham, Hilflosigkeit; Wunsch, dass es dem Gegenüber schnell besser geht
Psychose / Schizophrenie	Ich-Störungen, Denkstörungen, Wahn, Wahrnehmungsstörungen, Halluzination, sozialer Rückzug	Irritation, Unverständnis, Erschöpfung; Wunsch, die*den Betroffene*n wieder »normal« zu machen

Psychische Erkrankung	Hauptsymptome	Typisches Gefühl der Angehörigen / Wunsch der Angehörigen
Persönlichkeitsstörung	Probleme im Bereich des Selbst (z. B. Identität, Selbstwert, Selbstwahrnehmung, Selbststeuerung) und/oder im Bereich zwischenmenschlicher Beziehungen (z. B. Unfähigkeit zum Perspektivwechsel)	Starke Gefühle, die einen schnell zu Reaktionen drängen wie Spannung, Ärger, häufig Verständnis für Konfliktpartner*innen der betroffenen Person; Wunsch, gut zu sein, zu helfen, aber auch Wunsch, zu strafen und zu »erziehen«
Bipolare Störung	Manische Phase: Übererregung und Unruhe, starke Euphorie, ungehemmtes und ungebremstes unangemessenes Verhalten, Ablenkbarkeit	Partielles Unverständnis, Irritation; Wunsch, den Betroffenen zu begrenzen
Zwangserkrankungen	Wiederkehrende Gedanken oder Verhaltensweisen mit Leidensdruck und/oder sozialer Beeinträchtigung	Ungeduld, unterdrückte Aggression; Wunsch, dass die betroffene Person das Zwanghafte beendet; selbst einzugreifen

In Tabelle 1 sind nur die häufigsten psychischen Erkrankungen aufgeführt und auch nur die typischsten Symptome. Krankheiten im Sinne von Diagnosen sind wie Schubladen: Fachleute haben festgelegt, welche Symptome zusammengenommen eine psychische Erkrankung ergeben, also am besten in *eine* Schublade passen. Menschen sind aber unterschiedlich, daher sind die einzelnen Symptome meist auch unterschiedlich ausgeprägt.

Es ist sogar häufig noch komplizierter: Es gibt viele Menschen, die passen nicht nur nicht genau in *eine* Schublade, sie haben mehrere

Diagnosen. In der Fachsprache nennt man dies *Doppeldiagnose* oder *Komorbidität*. Im Fall von Sabine ist dies die depressive Erkrankung und die Suchterkrankung. Manchmal ist es dann nicht einfach festzustellen, ob die eine Erkrankung die Folge der anderen ist (Trinkt Sabine, weil sie depressiv ist, oder ist sie depressiv, weil sie trinkt?) oder ob es sich um zwei unabhängige, eigene Erkrankungen handelt.

Symptome müssen erst eine Zeitlang vorhanden sein, damit man von einer psychischen Erkrankung im Sinne einer eindeutigen Diagnose spricht. Depressive Symptome, die nur eine Woche vorhanden sind, bedeuten noch keine psychische Erkrankung. Und auch ein übertriebener Alkoholkonsum zum 30. Geburtstag im Kreise der Freund*innen heißt nicht automatisch, dass jemand suchtkrank ist. Bei außergewöhnlichem Erleben oder Verhalten, das länger als vier Wochen andauert oder regelmäßig wiederkehrt, ist eine Fachmeinung gefragt. Ist das Erleben oder Verhalten so extrem, dass sich die Person selbst oder andere schädigen könnte (z. B. Suizid- oder Amokandrohung), ist sofort eine Fachperson zu verständigen, die die Situation einschätzen bzw. für Hilfe sorgen kann (Hausarzt/-ärztin, ärztlicher Notdienst, Krisendienst oder Polizei).

Die meisten psychischen Erkrankungen zeigen sich nicht lebenslang. Da die Entstehung meist von unterschiedlichen Faktoren abhängt, unter anderem der aktuellen Belastung, können sich Symptome bei günstigen Bedingungen und guter Behandlung wieder zurückbilden und die betroffenen Menschen können auch wieder komplett gesunden. Nur bei wenigen Erkrankungen gehen die Fachleute davon aus, dass der genetische Faktor so bestimmend ist, dass chronische Verläufe wahrscheinlich sind. Dazu gehören die bipolare Erkrankung, psychotische Erkrankungen und Zwangserkrankungen. Auch bei den chronischen Verläufen gibt es jedoch meist Abhilfe durch entsprechende Medikamente, die zumindest die unmittelbaren Symptome unterdrücken oder erträglicher machen.

Die gute Nachricht ist also, dass die meisten Menschen, die an einer psychischen Erkrankung leiden, auch wieder symptomfrei werden können. Und bei den größten Diagnosegruppen wie den Depressionen und

Angsterkrankungen gibt es neben der kranken Seite auch die gesunde, kompetente Seite, die ein »normales« Leben ermöglicht.

Im Folgenden habe wir ein paar Arbeitsmaterialien für Sie zusammengestellt, die Ihnen und Ihrer Familie bei der Klärung der Fragen rund um eine Erkrankung eines Angehörigen weiterhelfen können.

1.7 Checklisten zur Orientierung

Checkliste zur eigenen Belastung

Wie ist meine durchschnittliche Stimmung in der Familie?

Wie geht es den anderen in der Familie (körperlich und seelisch)?

Wer in der Familie bemerkt, wenn es mir nicht gut geht?

Gibt es jemanden in der Familie, um den ich mir große Sorgen mache?

Gibt es etwas, was ich meiner Familie mitteilen will, aber bisher nicht gewagt habe?

Gibt es jemanden außerhalb der Familie, an den ich mich auf jeden Fall wenden kann?

Familiencheck

Sie können das Schema auf dem Arbeitsblatt »Ressourcen- oder Belastungstorte« selbst einmal ausfüllen. In die inneren Tortenstücke können Sie sich und die Personen Ihrer Familie schreiben. Dabei können auch Personengruppen stehen (Kinder, Eltern ...). In die äußeren Felder schreiben Sie pro Person eine Ressource (z. B. mutig, freundlich, überlegt) und eine Belastung (z. B. zurückgezogen, aggressiv, traurig). Sie können das Schema auch zweimal kopieren und eine Ressourcentorte und eine Belastungstorte erstellen.

Wenn Sie dies als Familie machen, können sie sich gemeinsam darüber austauschen. Vielleicht sehen Sie sich ganz unterschiedlich. Das macht nichts, in diesem Fall gibt es nicht nur eine Wahrheit.

Arbeitsblatt »Ressourcen- oder Belastungstorte«

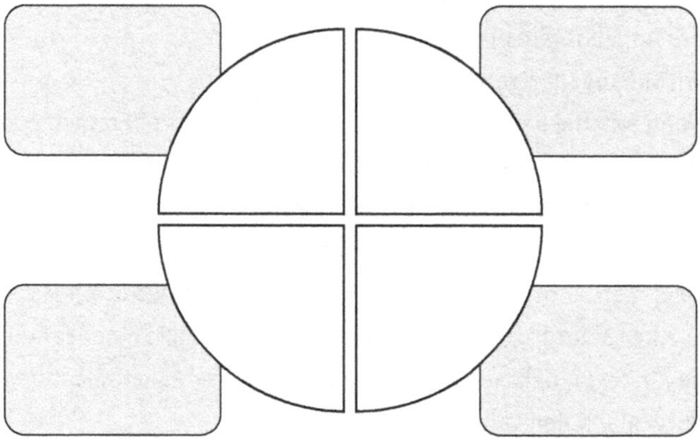

Merke

Wenn Sie selbst von der psychischen Störung betroffen sind oder denken, dass sie es sein könnten:

- Sprechen Sie so früh wie möglich mit einer Person Ihres Vertrauens, wenn Sie sich stark belastet fühlen.
- Wenn Sie keine*n gute*n Freund*in haben, wenden Sie sich an Ihre*n Hausarzt/Hausärztin oder an Fachleute wie Mitarbeitende einer Beratungsstelle (Lebensberatungsstelle oder Beratungsstelle für psychische Gesundheit) oder an niedergelassene Psychotherapeut*innen. Die Gespräche sind kostenfrei bzw. werden von der Krankenkasse übernommen. Zu den Beratungsstellen können Sie auch anonym gehen.
- Machen Sie sich vor einem Gespräch mit professionellen Helfer*innen Notizen, was Sie in letzter Zeit bei sich beobachtet haben und was ihre Fragen sind. Oft ist man aufgeregt bei einem ersten Gespräch, da hilft eine kleine Gedächtnisstütze.

- Wenn Sie ein Elternteil sind, sprechen Sie zunächst mit Ihrem*Ihrer Partner*in. Stimmen Sie sich ab, besonders wenn Ihre Kinder noch klein sind. Klären Sie mit dem anderen Elternteil ab, was und wie Sie »es« den Kindern sagen.
- Denken Sie bei aller Belastung daran, dass Sie auch eine andere, gesunde Seite haben, auf die Sie zurückgreifen können und die Ihre Angehörigen auch kennen.

Wenn Sie Angehörige*r sind:

- Wenn sich die betroffene Person an Sie wendet mit Fragen zu psychischen Problemen und Erkrankungen, müssen Sie keine Antwort oder Lösung wissen. Meist entlastet es, wenn man erstmal nur zuhört und Fragen stellt, wenn man etwas nicht versteht. Weiß man selbst nicht weiter, bieten Sie an, die betroffene Person zu einer Beratungsstelle zu begleiten oder im Falle einer Familie die Kinder zu nehmen, damit der*die Betroffene sich selbst ungestört Hilfe holen kann.
- Wenn Menschen mit psychischen Belastungen sich öffnen, liegt meist schon eine längere Leidenszeit hinter ihnen. Daher hilft kein schneller Trost wie »Das wird schon wieder«, auch wenn sich alle Beteiligten meist nichts sehnlicher wünschen, als dass die Probleme so schnell wie möglich wieder weg sind.
- Auch als Angehörige*r, egal ob als Erwachsene*r oder als Kind oder Jugendlicher, löst eine psychische Störung eines Elternteils oder Partners Gefühle, Gedanken und Impulse in einem aus. Denken Sie daher nicht nur an die Situation des*der »Kranken«, sondern auch an sich selbst: Was brauchen Sie, damit Sie mit Ihren Gefühlen gut zurechtkommen? Mit wem würde Ihnen ein Gespräch guttun?

2 Das Gespräch über die psychische Erkrankung

Die Kommunikation über Probleme ist noch nicht die Lösung, aber oft eine Voraussetzung dafür, dass sich Lösungen oder zumindest Verbesserungen finden lassen. Wie kann so ein Gespräch laufen, werden Sie sich vielleicht fragen. Erste Versuche gab es möglicherweise schon, die in Schweigen oder Missverständnissen geendet sind. Oder eine Partei hat das Gespräch aus Hilflosigkeit oder Frust abgebrochen. Wie kann der Prozess jetzt weitergehen und was hilft wem, wenn einmal alle Karten auf den Tisch kommen sollen? Dabei sind zwei Dinge bedeutsam, die *Gesprächsform* und der *Gesprächsinhalt*. Also das *Wie* und das *Was*. Fangen wir mit dem ersten, dem Wie an.

2.1 Die Gesprächsform: »Wie sage ich es am besten?«

Auch wenn es sich nicht immer so anfühlt: Es hilft, wenn Sie von einer Grundhaltung ausgehen, dass alle in der Familie sich bisher bemüht haben und dies noch weiter tun, damit es möglichst allen gut geht. Dieses Bemühen geht bei den einzelnen Familienmitgliedern jeweils so weit, wie sie es eben in diesem Augenblick können. Kaum ein Mensch möchte etwas schlechter machen, als es für ihn möglich oder nötig ist. Aber unterschiedliche Menschen haben verschiedene Möglichkeiten, etwas gut zu machen und sich den anderen mitzuteilen.

Manche Menschen kennen sich selbst gut und können sich und ihre inneren Zustände daher auch gut beschreiben. Anderen fällt es eher schwer, wahrzunehmen, was in ihrer Seele los ist. Manche Menschen sind ruhiger, machen kein Aufhebens, andere wollen immer gleich erzählen, wie es ihnen geht. Kleine Kinder haben andere Ausdrucksmöglichkeiten, wie das Spiel oder das körperliche Ausagieren (»kämpfen« oder sich intensiv bewegen), und andere Begriffe für Gefühle und Gedanken als erwachsene Menschen in unterschiedlichen Lebensphasen.

Kinder bis 2 Jahre haben meist noch keine Worte für das, was mit ihnen oder in ihrer Familie los ist. Das bedeutet aber nicht, dass sie nichts spüren. Und Männer haben es in der Regel nicht so gut gelernt, über Gefühle zu sprechen wie Frauen. Unterschiede sind normal, auch wenn sie im Alltag zu Meinungsverschiedenheiten und Konflikten führen können. Und es sind nicht nur einzelne *Menschen* verschieden, sondern auch *Familien* haben ihre Eigenheiten, ihre eigene Kultur. Es gibt Familien, die reden unheimlich viel, aber immer über andere. Andere tauschen sich beim Essen darüber aus, was bei sich in der Familie gerade los ist. Wieder andere lieben das Wetter als Thema oder auch die nächsten Urlaubsziele. Und natürlich gibt es auch Familien, die es am liebsten ruhig haben und die ihr Zusammensein stumm genießen, und solche, die gemeinsam einen Film schauen oder wandern gehen. Es gibt Familien, da gibt es immer ordentlich Dynamik: Schreien und Türenknallen gehört zur wöchentlichen Psychohygiene, andere wiederum orientieren sich an Harmonie und Stille. Die einen verwöhnen sich mit Essen, die anderen sind nur glücklich, wenn immer alle da sind. Für manche ist genau das die absolute Horrorvorstellung: Sie brauchen ihren Freiraum.

Haben Sie sich an der einen oder anderen Stelle wiedererkannt? Keine Sorge, alles ist möglich und alles ist »normal«.

Sie können sich aber nun vorstellen, dass es für die eine Familie oder ein Familienmitglied aus dieser Grundsituation heraus einfacher ist, über etwas persönlich Belastendes zu sprechen, für andere dasselbe jedoch eine enorme Hürde darstellt. Ausgerechnet in einer Krisensituation soll es jetzt gelingen, heikle Dinge zu sagen. Wir haben für Sie ein paar Grundsituationen beschrieben und Tipps dazu formuliert, die helfen, dass die Gespräche möglichst konstruktiv und hilfreich gelingen können.

Es gibt zwei unterschiedliche Startsituationen für die Gespräche, mit ihren je eigenen Schwellen und Stolpersteinen:

- Die von der psychischen Erkrankung oder Krise betroffene Person eröffnet das Gespräch.
- Ein*e Angehörige*r macht den ersten Zug.

»Ich muss mal mit euch sprechen« – 10 Tipps für Betroffene

1. Wählen Sie eine Umgebung, in der Sie sich sicher und entspannt fühlen. Schalten Sie Störquellen aus und machen Sie sich für andere unerreichbar.
2. Planen Sie einen Termin, an dem alle Beteiligten ausreichend Zeit haben. Kleine Kinder haben kürzere Aufmerksamkeitsspannen. Wenn sie dabei sind, sollten Gespräche nicht länger als 20 Minuten dauern.
3. Nehmen Sie etwas mit ins Gespräch, das Sie (und vielleicht auch die anderen) beruhigt wie ein Glas Wasser, einen Tee oder eine Decke.
4. Handy, Laptop und TV sind tabu.
5. Machen Sie sich klar, dass es so ist, wie es ist. Es gibt nichts, wofür Sie sich rechtfertigen oder entschuldigen müssten.
6. Sprechen Sie in Ich-Botschaften (»Mir geht es …« oder »Ich fühle mich …«).
7. Kommen Sie möglichst schnell zum Punkt. Wenn das Thema ausgesprochen ist, wird es leichter.
8. Vermeiden Sie lange Erklärungen.
9. Machen Sie keine Beschuldigungen oder Vorwürfe.
10. Wenn Sie im Gespräch merken, dass es zu anstrengend wird, bitten Sie um eine kurze Pause oder um Fortsetzung am nächsten Tag (»Ich merke, wie mich das Gespräch belastet. Können wir bitte hier mal eine Pause machen?«).

Nach dem Gespräch brauchen meist alle etwas Luft. Es braucht Zeit, um das Gehörte und Gesagte zu verdauen und weiter darüber nachzudenken. Manchmal hilft Bewegung. Ein erster Schritt ist die Kommunikation über das Problem, ein nächster die Suche nach Lösungen.

»Wir müssen mal mit dir reden« – 10 Tipps für Angehörige

1. Finden Sie einen geeigneten Moment, in der die betroffene Person entspannt ist.
2. Alle Beteiligten sollten ausreichend Zeit und Aufmerksamkeit haben. Handy, Laptop und TV sind tabu.
3. Handeln Sie nicht aus einer Enttäuschung oder einem Ärger heraus, sondern aus einer Haltung, dass Sie gemeinsam einen Schritt vorankommen wollen.
4. Nehmen Sie etwas mit ins Gespräch, das Sie verbindet, vielleicht eine Flasche Wasser oder eine Kanne Tee.
5. Machen Sie sich klar, dass nun wahrscheinlich alle angespannt sind, aber niemand schuld an der Situation ist. Niemand wird an den Pranger gestellt.
6. Sprechen Sie in Ich-Botschaften (»Mir geht es …« oder »Ich fühle mich …«).
7. Vermeiden Sie lange Erklärungen.
8. Je schwerer die Symptomatik, desto kürzer und klarer sollten Ihre Sätze sein. Eine betroffene Person braucht viel Energie für ihre inneren Zustände.
9. Kommen Sie schnell zum Punkt. Wenn das Thema ausgesprochen ist, wird es leichter.
10. Wenn Sie im Gespräch merken, dass es für jemanden zu anstrengend wird, bitten Sie um eine kurze Pause oder um Fortsetzung am nächsten Tag (»Ich merke, wie anstrengend das Gespräch ist. Können wir bitte hier mal eine Pause machen?«).

Neben diesen Tipps, je nachdem aus welcher Perspektive Sie blicken, gilt es, ein paar grundsätzliche Dinge zu beachten.

Für ein solches Paar- und Familiengespräch gibt es zahlreiche Stolpersteine. Diese kennt jeder Mensch, der schon einmal ein Gespräch über ein emotional belastetes Thema geführt hat. Schwer bekömmlich und meist nicht verdaubar sind Anschuldigungen, Erklärungen und Rechtfertigungen, Bagatellisierungen oder Verallgemeinerungen

(»Du machst immer ...«, »Ich mache das ja nur, weil ...«, »So schlimm ist das nicht, wenn ich ...«, »Andere machen auch ...«). Mit solchen Botschaften ist ein Gespräch manchmal schneller zu Ende, als es angefangen hat. Aber Menschen sind Menschen, daher kann auch so etwas passieren. Falls es passiert, stoppen Sie besser (»Ich merke, ich schaffe das Gespräch heute nicht. Es tut mir leid, aber ich muss euch / dich bitten, das Gespräch auf morgen zu verschieben«) und vertagen das Treffen.

Da das geplante Gespräch emotional belastend ist, ist ein wertschätzender und verständnisorientierter, empathischer Rahmen besonders wichtig. Alle dürfen in wertschätzender Form aussprechen, was sie beschäftigt. Niemand wird beim Sprechen unterbrochen, und es werden auch keine Augen gerollt. Wenn etwas Inhaltliches unklar ist, wird nachgefragt, wie es gemeint ist (»Kannst du sagen, was du damit meinst?« oder »Verstehe ich das richtig, dass ...?« oder »Das verstehe ich noch nicht ganz.«). Ein konstruktives Gespräch braucht vor allem Ich-Botschaften (»Ich bin traurig, wenn ich ... / wenn wir ...« oder »Ich habe die Hoffnung, dass ...«). Gefühle dürfen im Gespräch selbstverständlich vorkommen, das müssen sie sogar, wenn sich etwas ändern soll, aber sie müssen angemessen geäußert werden (»Ich habe mich innerlich von dir entfernt ...« oder »Ich werde ärgerlich / traurig / hoffnungslos, wenn ich das höre ...«). Unterstellungen, Anschuldigungen, Tatsachen- und Ursachenbehauptungen sind hier besonders kritisch (»Du hast das mit Absicht gemacht ...«, »Du lässt mich allein mit meinen Problemen!«, »Weil du immer deine blöden TV-Sendungen schaust, hast du meine Ängste nicht bemerkt!«, »Weil wir keinen Sex mehr haben, bin ich depressiv geworden!«). Solche Aussagen führen oft zu einer Blockade.

Halten Sie im Gesprächsverlauf immer mal wieder inne und überlegen Sie, ob Ihre Botschaften für den anderen verständlich und aushaltbar sind. Das Sich-Hineinversetzen in die Gesprächspartner*innen braucht etwas Zeit, daher sollte das Gespräch auch nicht unter Zeitdruck stattfinden.

Wie bereits im vorigen Kapitel beschrieben, ist es hilfreich, dass die

Eltern das Gespräch zunächst unter sich führen. Das Gespräch mit den Kindern sollte danach stattfinden und gut geplant werden (s. Kap. 3).

Ist eine sinnvolle Form des Gesprächs machbar, bleibt noch die Frage nach dem Inhalt.

2.2 Gesprächsinhalt: »Was sage ich denn alles?«

Was sage ich meiner Familie?

Wir möchten hier auch wieder mit der Perspektive der Betroffenen starten.

Da Sie wissen, dass das Gespräch über die eigene psychische Verfassung vielleicht nicht einfach wird, sollten Sie sich vorbereiten. Vielleicht machen Sie sich einen kleinen Notizzettel, wo Sie sich die wichtigsten Punkte aufgeschrieben haben. Je aufgeregter man ist, desto eher vergisst man Dinge, selbst wenn sie einem wichtig sind.

»Was sage ich meiner Familie?« – 5 Tipps für Betroffene

1. Sagen Sie, dass es Ihnen nicht leichtfällt, über das zu sprechen, worüber Sie jetzt sprechen wollen.
2. Beschreiben Sie Ihre Beschwerden und Probleme so konkret wie möglich.
3. Sprechen Sie über Ihre Gefühle, also wie es Ihnen dabei geht.
4. Erzählen Sie, was Sie schon unternommen haben, um die Situation zu verbessern, und welche weiteren Lösungsideen und Pläne Sie haben.
5. Äußeren Sie Ihre Wünsche an Ihre Familie im Kontext des Problems.

Beispielsätze finden Sie im nachfolgenden Fallbeispiel Familie Bach.

Dieses Gespräch ist oft ein angespannter und angstbesetzter Moment, in dem die Familie versucht, sich wieder zu begegnen. Meist ist die Angst vorher größer als während des Gesprächs. Ist das Gespräch mal am Laufen, geht die Angst meist zurück. Und wenn das Gespräch gut gelingt, wird es danach für alle etwas einfacher, denn niemand muss mehr so tun, als ob alles in Ordnung wäre. Alle sollten dann wissen, woran sie sind. Das ist noch keine Lösung, aber der Nebel in der Familie kann sich lichten.

Es ist wichtig, das Problem oder die Erkrankung so klar wie möglich zu beschreiben. Die Beschreibung ist keine Symptomaufzählung aus einem Fragenkatalog einer Facharztprüfung. Es geht darum, dass alle Symptome und Belastungen von den jeweils Betroffenen so anschaulich wie möglich beschrieben und benannt werden, wie sie zum aktuellen Zeitpunkt empfunden werden. Das hat in der Regel viel mit eigenen Gefühlen zu tun. Gefühle können z. B. sein: Angst, Verzweiflung, Trauer, Gereiztheit, Scham, Wut, Schuldgefühl, Mutlosigkeit. Aber auch alle Wahrnehmungen zur aktuellen Lage und zur eigenen Person haben hier Platz. Und wenn Sie mutig sind, können Sie auch Ihre Unzufriedenheit und Ihr Unglücklichsein mit Ihrem Unvermögen, mit dem Leben gerade besser klarzukommen, ansprechen.

Vielleicht braucht es auch ein paar erklärende Worte zur Entstehung der Symptome. Es hilft allen, wann man bemerkt hat, dass etwas nicht in Ordnung ist und wie »es« anfing. Und zu guter Letzt auch die Dinge, die man selbst schon versucht hat, damit die Lage wieder besser wird und das, womit die Familie eventuell helfen könnte.

Damit Sie eine Idee bekommen, wie sich so etwas anhören kann, kommt hier noch einmal die Familie Bach aus dem vorigen Kapitel zu Wort. Zunächst spricht die betroffene Ehefrau mit ihrem Mann.

Symptome und Belastungen

Bei der Familie Bach könnte ein erstes, offenes Paargespräch zwischen Sabine und ihrem Mann folgendermaßen aussehen. Sabine hat an diesem Abend nichts getrunken.

»Fallbeispiel Familie Bach (Fortsetzung)

Sabine: *»Es fällt mir echt schwer und ich verstehe einiges selbst noch nicht, aber ich möchte dir erzählen, was mit mir seit geraumer Zeit los ist. Bitte höre es dir erst mal nur an. Ich habe mir ein paar Zeilen aufgeschrieben, damit ich nichts vergesse.*

Seit ein paar Jahren geht es mir nicht gut. Mir ist eigentlich alles zu viel. Ich glaube, dass ich da angefangen habe, ab und zu ein Glas Wein zu trinken, um abzuschalten. Wenn du weg warst, ist es abends auch mal eine Flasche geworden. Ich weiß nicht, wann genau, aber vielleicht ist es jetzt so zwei Jahre her, da habe ich gemerkt, dass es ein Problem mit dem Trinken gibt, also damit, weniger zu trinken oder mal überhaupt nichts zu trinken, wenn ich allein bin. Mittlerweile ist es so wie ein Schalter, der in meinem Kopf umgelegt wird. Das war am Anfang nicht so schlimm, ab und zu mittags ein Glas Wein. Aber ich weiß nicht, wann es so weit war, jetzt ist es so, dass ich mittags eine Flasche trinke und abends, wenn du nicht da bist, die zweite ... Ich habe deswegen furchtbare Schuldgefühle. Wenn ich trinke, spüre ich nicht mehr, dass mir eigentlich alles zu viel ist. Die Kinder, der Haushalt, unsere Beziehung, meine Arbeit, um ehrlich zu sein, ist mir alles zu viel. Ich habe keine Kraft mehr, keine Lust zu gar nichts. Ich mache meinen Job und ich kümmere mich um die Kinder, auch den Elternbeirat mache ich mit letzter Kraft, aber ich habe das Gefühl, dass ich nur noch so tue als ob. Ich kann nicht mehr. Und der einzige Moment, wo ich das nicht spüre, ist, wenn ich einen bestimmten Pegel habe. Ich glaube, ich komme so allein nicht weiter. Ich sehe, wie viel du schon machst, und auch Dominik. Aber das macht mein schlechtes Gewissen nur noch größer.«

Klaus: *»Puh, dass du so viel trinkst, erschreckt mich, das habe ich gar nicht bemerkt. Deine Stimmung ist mir schon aufgefallen. Aber so schlimm habe ich mir das nicht vorgestellt. Ich nehme dir meistens gerne Dinge ab, wenn ich da bin. Ich merke ja, dass du es selbst manchmal nicht schaffst. Ich würde dir gerne öfter helfen und mehr abnehmen, damit es dir und uns wieder besser geht. Was meinst du denn mit ‚unserer Beziehung'? Wir bekommen das doch gut hin. Ich mache doch viel, mehr kann ich nicht mehr machen. Ich mache mir auch echt Sorgen um die Kinder. Wenn ich die mit anderen vergleiche, denke ich, dass es ihnen nicht gut geht.«*

Sabine: *»Ja, ich weiß. Ich habe gedacht, dass ihr das nicht mitbekommt. Und ich habe auch schon ein paar Sachen wegen des Alkohols ausprobiert, weniger trinken, an bestimmten Tagen nicht ... Ich habe auch* *schon im Internet geschaut, wie viel trinken denn ‚normal' ist. Da bin ich selbst kurz erschrocken, dass ich da drüber bin. Ich bin mittlerweile froh, dass ich nicht vor der Arbeit trinke. Ich schäme mich so, wenn ich das erzähle. Aber ich glaube, die Kinder bekommen das nicht mit.«*

Gespräche können sehr alltagsnah oder umgangssprachlich beginnen: »Ich bin fertig« oder »Ich kann nicht mehr« oder »Ich muss mal abschalten«. In der Fachsprache sind das die Symptome, also die Beschwerden und Belastungen. Diese können unterschiedlich sein:

- *Körperlich:* Schmerzen im Körper ohne Ursache, häufiger Schwindel oder Übelkeit, Schlafprobleme, Gefühle von Erschöpfung, Müdigkeit und Antriebslosigkeit.
- *Seelisch:* Gefühl von Sinnlosigkeit, innere Leere, Hilf- und Interesselosigkeit, ständige Gereiztheit, Jähzorn und Wutausbrüche, Kontrollverlust, negative Gefühle und Gedanken, mangelndes Selbstvertrauen und Selbstwertkrisen.

Zu *familiären Belastungen* zählen beispielsweise, sich ständig Sorgen zu machen um ein Familienmitglied, Angst vor drohender Arbeitslosigkeit oder Verluste von nahen Personen, zeitintensive Pflege von Angehörigen, Umgang mit schweren körperlichen Erkrankungen oder Behinderungen, regelhafte Mehrfachbelastungen (z. B. zwei Jobs und Pflege der kranken Mutter). Als Belastungen in Familien können sich aber auch in der Vergangenheit liegende traumatische Ereignisse auswirken, wie z. B. Flucht und Migration, Krieg oder Naturkatastrophe, genauso wie persönliche Schicksalsschläge oder Traumata in der Kindheit und Jugend.

Ressourcen

Im gemeinsamen Gespräch ist es nicht nur wichtig, alle »schlechten« Karten (Symptome und Beschwerden) auf den Tisch zu legen, sondern auch auf die gesunden Seiten und Ressourcen zu blicken. Ressourcen können auch Menschensein, die in der aktuellen Situation unterstützen können, z. B. Freund*innen, Nachbar*innen.

»Fallbeispiel Familie Bach (Fortsetzung)

Sabine: *»Ich weiß es sehr zu schätzen, dass du so viel im Haushalt und mit den Kindern übernommen hast. Es ist zwar nicht einfach, wenn deine Mutter bei uns wohnt, aber wenn sie da ist, kann ich alles besser bewältigen. Ich habe überlegt, dass ich mal mit einer Freundin spreche, ob sie an einem Nachmittag die Kinder nehmen kann, dann kann ich mal schauen, wo ich Hilfe bekommen kann wegen meiner Probleme.«*

Klaus: *»Ich helfe dir gerne und kümmere mich auch gerne um die Kinder. Aber vielleicht mache ich mal in nächster Zeit etwas weniger im Haushalt und gehe dafür mit Dominik zum Fußball. Vielleicht kannst du ja auch eine Kur* machen, ich meine wegen des Trinkens, und ich gehe mit den Kindern inzwischen in einen Urlaub, vielleicht zusammen mit Oma und Opa, dann habe ich auch etwas Zeit für mich.«*

Zu Ressourcen zählt alles, was ein Familienmitglied, das Paar oder die Familie als Ganzes stärkt. Es kann z. B. sein, dass eine Familie gerne gemeinsam wandert oder singt oder ins Kino geht und dadurch ein gutes Gefühl miteinander hat. Auch Aktivitäten, bei denen sich das Paar gut fühlt, z. B. gemeinsam Tanzen oder in die Sauna zu gehen, zählen dazu. Vielleicht gibt es auch brachliegende Ressourcen, die früher Einzelnen geholfen haben, wie ein Instrument zu spielen oder zu schwimmen, die wieder aufgenommen werden können. Die Beschäftigung mit den eigenen Ressourcen hilft dabei, nicht aus den Augen zu verlieren, dass der betroffene Mensch nicht nur ein Mensch mit einer Störung oder einer Krankheit ist, sondern auch eine gesunde Seite hat. Die gesunde Seite hat Kraft, kann Freude empfinden, sich angemessen im Alltag verhalten und eventuell einem Beruf nachgehen.

Wenn die betroffene Person alleinerziehend ist

Alleinerziehende Personen sprechen in der Regel nicht mit dem*der früheren Partner*in über diese Themen. Die Versuchung ist in diesem

* Bei der umgangssprachlichen »Kur« handelt es sich meist um eine stationäre Rehabilitationsmaßnahme.

Fall groß, das Gespräch direkt mit den Kindern zu suchen. Aber Kinder sind Kinder. Sie wünschen sich gesunde Eltern und können nicht gut mit elterlichen Schwächen umgehen. Besser ist es, sich zunächst eine gute Freundin oder einen guten Freund zu suchen oder ein Geschwister, zu dem ein Vertrauensverhältnis besteht. Eltern, Tanten, Onkel oder Großeltern, die offen sind und zu denen es ein gutes Verhältnis gibt, können ebenfalls erste Ansprechpartner*innen sein. Erst in einem zweiten Schritt folgt das Gespräch mit den Kindern, besonders, wenn diese noch kleiner sind.

Das Gespräch mit den Kindern

Nach dem Austausch als Paar oder mit einer anderen nahestehenden Person ist es wichtig, zu überlegen, was den Kindern von der Situation mitgeteilt werden kann und muss. Betroffene Eltern sollten gemeinsam überlegen, mit welchen Worten sie ihren Kindern von ihren Problemen erzählen. Die Antwort hängt vom Alter und der Reife der Kinder sowie der Art der Belastung oder Erkrankung ab. Da wir das Gespräch mit den Kindern ausführlich in Kapitel 3 behandeln, gehen wir hier nicht weiter darauf ein.

Wie spreche ich ein betroffenes Familienmitglied an?

Das Thema liegt in der Luft oder vielleicht ist es auch schon einmal zur Sprache gekommen, doch diesmal soll das Gespräch nachhaltiger werden, Sie möchten gerne, dass sich etwas zum Positiven hinbewegt.

»Was sage ich?« – 5 Tipps für Angehörige

1. Beginnen Sie mit etwas Verbindendem: »Wir haben schon viel gemeinsam geschafft ...«
2. Beschreiben Sie das, was Sie wahrnehmen, konkret: »Mir fällt auf, dass du in letzter Zeit erschöpfter bist, als ich dich sonst kenne / mehr trinkst als gewöhnlich / dünnhäutiger bist als sonst. Siehst du das auch so?«
3. Sprechen Sie über Ihre Gefühle: »Es macht mich hilflos / traurig, wenn ich sehe, wie es dir geht.«
4. Fragen Sie, wie Sie helfen können: »Gibt es etwas, was ich für dich tun kann?« Oder: »Wie soll ich deiner Ansicht nach am besten reagieren, wenn ...?«
5. Äußern Sie Ihre Grenzen, was Ihre Belastbarkeit angeht: »Ich würde gerne mehr helfen, aber ich bin an meinen Grenzen angekommen. Ich wünsche mir eine Veränderung / Ich brauche auch eine Entlastung.«

Ist erst einmal ein Anfang mit viel Verständnis gemacht, ist das Wichtigste geschafft, die größte Hürde genommen. Natürlich ist damit nicht das Problem gelöst, aber die inneren familiären Blockaden sind beseitigt und der Weg ist frei, sich gemeinsam zu überlegen, was der nächste Schritt sein kann und wer dabei welche Aufgabe übernehmen kann.

Wie sagen es Kinder den betroffenen Eltern?

Kinder haben es etwas schwerer, wenn sie so ein Gespräch mit ihrer Mutter oder ihrem Vater beginnen wollen. Sie sind emotional besonders darauf angewiesen, dass ihre Eltern sie mögen und wertschätzen. Und sie wollen in aller Regel auch nicht, dass sie etwas tun, was dazu führt, dass es den Eltern schlecht geht. Natürlich gibt es hier auch Ausnahmen, z. B. Kinder, die so belastet durch die elterliche Krankheit sind, dass sie ein sehr aggressives und impulsives Verhalten zeigen, auch gegenüber den Eltern.

»Was sage ich?« – 5 Tipps für Kinder im Schulalter

1. Sprich über deine Gefühle: »Ich mache mir Sorgen / ich habe Angst / ich bin traurig / ich bin genervt, wenn ...«
2. Sag etwas Verbindendes: »Du bist mir wichtig / ich mag dich / ich habe dich lieb / du bedeutest mir etwas / ich möchte, dass es dir gut geht.«
3. Beschreibe das Problem und sag genau, was dir auffällt: »Du bist so oft müde / du hörst mir nicht zu / manchmal kann ich dich gar nicht aufwecken.«
4. Erzähle, welche Gedanken du dir machst, wenn Mama oder Papa so seltsam ist: »Ich denke, dass du mich nicht mehr magst / dass ich kein gutes Kind bin.«
5. Sag, was du dir von deinen Eltern wünschst.

Sind die Kinder schon älter und sind sie vielleicht selbst schon Eltern, so wird das Thema damit nicht automatisch bedeutungslos. Die Dynamik zwischen Eltern und Kindern macht solch ein Gespräch dennoch zur emotionalen Herausforderung.

»Was sage ich?« – 5 Tipps für erwachsene Kinder

1. Sagen Sie, dass Ihnen schon länger etwas in der Familie oder bei einem Elternteil aufgefallen ist, Sie dafür bisher aber nicht die richtigen Worte gefunden haben.
2. Beschreiben Sie das Problem so konkret wie möglich, wie Sie es heute wahrnehmen oder früher wahrgenommen haben: »Früher habe ich immer gedacht, du bist müde. Aber ich glaube heute, dass du vielleicht damals schon manchmal zu viel getrunken hast.«
3. Sprechen Sie über Ihre Gefühle: »Das ist nicht einfach, so etwas zu einer Mutter / einem Vater zu sagen« oder »Ich muss sagen, dass ich mich oft geschämt habe für Dinge, die geschehen sind«.
4. Erzählen Sie, was Sie sich dazu für Gedanken gemacht haben.
5. Äußern Sie Ihre Wünsche an Ihre Eltern und fragen Sie, was Sie heute dazu interessieren würde.

Wenn der betroffene Elternteil schon vor oder bei Geburt der eigenen Kinder psychisch auffällig war, kennen die Kinder diesen Elternteil immer nur krank. Aber sie merken es meist lange nicht, denn es gibt keinen Vergleich. Anders ist die Situation, wenn ein Elternteil z. B. an einer Schizophrenie erkrankt, wenn das Kind bereits 16 Jahre alt ist, oder wenn ein Vater eine Alkoholabhängigkeit nach einer arbeitslosen Phase entwickelt, wenn die Kinder schon erwachsen sind. In diesen Fällen gibt es Vergleichserfahrungen.

Sind die psychischen Belastungen aber bereits von Kleinkindheit an vorhanden oder stellen sich schleichend ein, sind die Gefühle und Gedanken der Kinder meist diffus. Sie können sich in verschiedenen Formen zeigen.

In Familien werden belastende Themen gemeinsam getragen, auch wenn die Lasten unterschiedlich verteilt sein mögen und auch unabhängig davon, ob die belastenden Themen immer angesprochen wurden. Forschungen der letzten Jahre haben gezeigt, dass auch Belastungen früherer Generationen Auswirkungen in der Gegenwart haben können. Die Bücher von Sabine Bode (2016a, 2016b) und das Buch von Katharina Drexler (2020) liefern dazu anschauliche Beispiele.

2.3 Das Gespräch beenden

Wenn Sie – egal in welcher Rolle – am Ende des Gesprächs das Gefühl haben, alles gesagt zu haben und die anderen verstanden zu haben, geht es darum, einen passenden Abschluss zu finden. Eine gute Form ist meist, wenn alle noch einmal sagen, was sie aus dem Gespräch mitgenommen haben, was für sie neu war oder worüber sie besonders erleichtert waren, aber auch, was ihnen sehr nah ging. Es kann auch sinnvoll sein, dass jede Person sagt, was ihr nächster Schritt sein wird. Auch die Frage, wann dieses Gespräch fortgesetzt wird, kann Sicherheit zum Schluss bieten.

Formulierungshilfen für den Abschluss des Gesprächs

- »Ich habe verstanden, dass ich manchmal mehr nachfragen muss, was ... betrifft«.
- »Ich habe verstanden, dass du manchmal sehr belastet durch deine Sorgen und Belastungen bist.«
- »Ich war froh, dass du gesagt hast, was dir hilft.«
- »Ich war erleichtert, dass du nicht gesagt hast, dass du mich verlässt.«
- »Ich war traurig, als ich gehört habe, wie lange du damit schon zu kämpfen hast.«
- »Ich war betroffen von deiner Hilflosigkeit.«
- »Ich habe mir überlegt, dass ich in der nächsten Zeit öfter mal nachfrage, wie es dir geht.«
- »Ich werde mir morgen einen Termin beim Psychotherapeuten suchen.«

Alle haben nach einem solchen Gespräch zunächst einmal etwas zu verdauen. Menschen machen dies auf ihre eigene Weise. Die einen wollen dann erst mal ihre Ruhe haben, andere müssen sich bewegen oder wollen in den Arm genommen werden, wieder andere müssen mit einem Freund oder einer Freundin sprechen. Oder die Familie braucht eine gemeinsame Aktivität, die nichts mit dem Problem zu tun hat: gemeinsam Kochen zum Beispiel.

! **Merke**

Hier noch einmal die wichtigsten Dinge für ein gemeinsames problemzentriertes Gespräch:

- Nehmen Sie sich ausreichend Zeit für das Gespräch, auch für Pausen.
- Machen Sie sich klar, dass alle ihr Bestes gegeben haben.
- Machen Sie sich vor dem Gespräch ein paar Notizen, was Sie auf alle Fälle mitteilen möchten.
- Sprechen Sie in Ich-Botschaften und vermeiden Sie Vorwürfe und Schuldzuweisungen.
- Sprechen Sie gemeinsam auch über Stärken und Ressourcen, nicht nur über das Problem.
- Überlegen Sie gemeinsam, ob es einen hilfreichen nächsten Schritt geben kann.

3 Das Gespräch mit den Kindern über die psychische Krankheit

3.1 Exkurs: Wie sich Gefühle bei Kindern entwickeln und welche Reaktionsmuster es bei psychischen Erkrankungen gibt

Eltern hoffen, dass ihre Kinder glücklich und zufrieden aufwachsen und möglichst nichts von den Problemen der Eltern mitbekommen. Als Eltern wollen Sie nur das Beste für Ihre Kinder. Sie wollen stark sein und sie schützen. Aber auch wenn es manchmal schwerfällt, gehen Sie davon aus, dass Ihr Kind weiß und spürt, wie es Ihnen geht. Das ist ganz normal und in vielen Familien so.

Leider bedeutet dies auch, dass Ihr Kind es bemerkt, wenn Sie dauerhaft emotional belastet oder psychisch krank sind, genauso wie es bemerkt, wenn Sie eine fiebrige Grippe haben. Ihr Kind ist von Geburt an in seiner Wahrnehmung auf Sie als Eltern ausgerichtet. Sie sind es, die für Ihr Kind sorgen, es lieben. Und diese Beziehung und diese Liebe sind gegenseitig, aufeinander bezogen.

Wie Kinder Gefühle wahrnehmen lernen. Wieso ist das so? In Kapitel 5 *Bindung und Gefühlsregulation in Familien mit einem psychisch erkrankten Elternteil* erläutern wir die Bindung zwischen Eltern und Kindern. Diese Bindung ist mit dafür verantwortlich, dass Ihr Kind so nah an Ihrem Gefühlsleben und damit zugleich an einer psychischen Erkrankung ist.

Wir Menschen sind soziale Wesen, allein können wir nicht überleben, wir brauchen die anderen. Um mit ihnen interagieren zu können, müssen wir deren Gefühle wahrnehmen und verstehen können. Dies ist ein Lernprozess, der uns durch unsere Kindheit begleitet und der zunehmend besser, das heißt differenzierter wird.

Wie fängt das alles an? Der Säugling ist früh auf die Wahrnehmung von Gesichtsmerkmalen wie Augen und Mund ausgerichtet. In den ersten Lebenswochen sind die Augenbewegungen vielleicht noch nicht hundertprozentig treffgenau, aber schon nach wenigen Tagen ist ein gezielter Blickkontakt mit der Bezugsperson, dem Elternteil möglich. Das Neugeborene hat natürlich noch keine Worte für Gefühle. Aber es spürt über Atmung, Herzschlag, die Art des Sprechens und bei einer stillenden Mutter auch über die Muttermilch, wie es den Eltern geht. Und das Baby antwortet in seiner Sprache: dem Ruhig- und Gelassen-Sein, dem Gut-Schlafen oder dem Gegenteil davon, wenn die Eltern überlastet und gestresst sind.*

Ist der Säugling in seinem ersten Lebensjahr sehr auf sich und die primär betreuende Person, meist die Mutter zentriert, steigt sein Interesse an seiner sozialen Umwelt nach dem ersten Geburtstag deutlich an. Dies hat auch mit seinen zunehmenden motorischen und kognitiven Fähigkeiten, einschließlich der Sprache, zu tun. Außerdem entwickelt sich rund um den zweiten Geburtstag ein Bewusstsein der eigenen Identität, also dass ich *ich* bin und du *du* bist. Dies ist wichtig, da wir von nun an lernen müssen, zwischen unseren und den Gefühlen der anderen zu differenzieren. Ein komplexes Lernvorhaben, das uns die Kindheit hindurch begleitet.

Ein weiterer wichtiger Meilenstein in der Gefühlsentwicklung erwartet uns im Teenageralter: Wir haben gelernt, zwischen unseren und den Gefühlen der anderen zu unterscheiden und diese zu verstehen. Nun lernen wir über uns und den anderen nachzudenken und welche Auswirkungen unser Miteinander auf unsere und die Gefühle anderer hat. Fachleute nennen dies *Mentalisieren*. Es entsteht so vielleicht bei einem älteren Kind ein bewusster Gedanke wie »Mama sieht so traurig aus, wie sie da auf dem Sofa sitzt. Ich muss etwas tun, um sie aufzuheitern« oder ein Handlungsimpuls wird in die Tat umgesetzt: »Ich mache Mama eine Tasse Tee, dann geht es ihr besser.«

Parentifizierung und Schuldgefühle. Kinder, die mit einem psychisch kranken Elternteil zusammenleben, spüren die psychische Krankheit

* Es gibt natürlich auch Beschwerden beim Säugling, die nicht auf das Befinden der Eltern zurückzuführen sind. In der Regel gibt es jedoch einen Zusammenhang zwischen Unwohlsein der Eltern und Irritationen beim Säugling.

in diffuser, nicht greifbarer Art und Weise als eine zusätzliche, unsichtbare, andauernde Belastung. Diese Belastung wird gespürt, kann aber in der Regel nicht benannt werden. Bei Kindern, die von Geburt an mit einem psychisch kranken Elternteil leben, fehlt sogar ein Vergleich, eine Erinnerung an einen anderen, gesunden Zustand.

Bei andauernder Belastung durch die psychische Erkrankung kann ein parentifiziertes Reaktionsmuster entstehen. Unter *Parentifizierung* versteht man die Umkehr von Rollen zwischen Eltern und Kind. Das Kind übernimmt die Rolle des Versorgenden, um dem kranken Elternteil zu helfen.

Liebevolle Zuwendungen von Kindern ihren Eltern gegenüber sind normal und sollen auch sein: Als Eltern dürfen Sie sich von Ihrem Kind auch mal eine Tasse Tee bringen lassen oder Ihr Kind zum Bäcker oder zur Apotheke schicken, wenn Sie krank im Bett liegen. Mit Parentifizierung ist jedoch etwas anderes gemeint: Ein parentifiziertes Kind übernimmt diese unterstützende Funktion dauerhaft, es empfindet sie als normal. Da der Krankheitszustand des Elternteils oft lange, meist über Monate oder auch Jahre, anhalten kann, »vernachlässigt« das Kind sein eigenes Leben und seine eigene Entwicklung: Das Kind übernimmt damit eine Verantwortung, die es nicht dauerhaft tragen kann und sollte. Im ungünstigen Fall leidet sogar sein eigenes Leben wie z. B. der Kontakt zu Gleichaltrigen.

Vielleicht haben Sie beim Lesen erkannt, dass ihr Kind die Erwachsenenrolle übernommen hat. Und vielleicht macht Ihnen das jetzt ein schlechtes Gewissen. Dies kommt häufig bei Eltern vor. Schlechtes Gewissen und Schuldgefühle helfen aber nicht weiter, im Gegenteil, sie machen alles nur schlimmer. Denken Sie an den wichtigsten Ratschlag aus diesem Buch: *Werfen Sie Schuld und Scham über Bord.*

Sie sind schon auf der Suche nach Verbesserung der Lage, sonst hätten Sie dieses Buch nicht in Ihren Händen. Sie suchen einen Ausweg aus Ihrer jetzigen Situation. Sie wollen Veränderung und haben damit einen ersten, sehr wichtigen Schritt schon geschafft. Sie sind nicht schuld, Sie sind keine schlechten Eltern. Sie oder Ihr*e Partner*in oder andere Angehörige sind krank und belastet und brauchen Hilfe von Fachleuten, genauso wie bei Zahnschmerzen oder einem gebrochenen Bein.

Neben der Parentifizierung kennen wir noch eine weitere Reaktion von Kindern auf die psychische Erkrankung ihrer Eltern. Kinder fühlen sich häufig selbst schuldig und verantwortlich dafür, dass es ihren Eltern schlecht geht. Dies stellt eine wichtige Triebfeder für die Aufrechterhaltung des parentifizierenden Musters dar, Kinder machen das in ihrer eigenen Logik an verschiedenen Ankern im Außen fest: »Ich habe ein Glas Milch verschüttet, deshalb geht es Mama jetzt schlecht« oder »Wenn ich keine 6 in Mathe hätte, wäre Papa nicht so sauer und müsste wieder trinken«.

Bei Kindern im Kindergartenalter kommen magische Vorstellungen zu den »hellen« und »dunklen« Tagen ihrer kranken Eltern hinzu. Auch vermischen sich hier manchmal Traum und Realität sehr stark. Da gibt es in der Vorstellung eine gute Fee oder ein böses Monster, das für Mamas oder Papas Verhalten verantwortlich gemacht wird.

Genauso wenig wie Sie als Erwachsene Schuld an Ihrer Krankheit haben, sind Ihre Kinder dafür verantwortlich. Und es ist für Ihre Kinder wichtig, dass Sie ihnen das sagen. Deshalb ist das offene Ansprechen, sich Eingestehen und Bewusstmachen einer psychischen Erkrankung so wichtig für das Gesamtsystem Familie. Ignorieren Sie nicht den Elefanten im Porzellanladen. Machen Sie ihn sicht- und greifbar. Das entlastet schon im ersten Schritt alle Beteiligten und ermöglicht einen gezielten Umgang damit. Ein großes Stück Erleichterung und Hoffnung wird sich bei allen einstellen, wenn Sie das Gespräch geführt haben.

Es wird wahrscheinlich kein einfaches, alltägliches Gespräch sein, dass Sie da führen werden, denn Sie sind, wenn Sie als Betroffene das Gespräch eröffnen, sowohl in Ihrer Elternrolle als auch in Ihrer Krankenrolle Inhalt des Gespräches. Beides sind emotionale und sehr bedeutsame Rollen für Sie, was Sie verletzlich und angreifbar macht. Deshalb sind Planung und Vorbereitung an dieser Stelle für Sie so wichtig. Gehen Sie gut vorbereitet in dieses Gespräch, dann wird es für alle leichter. Nur Mut, Sie schaffen das!

3.2 Allgemeines zum Gespräch

Wir vertreten die Ansicht, dass Sie mit Ihrem Kind, auch schon mit Ihrem kleinen Kind über Ihre psychische Erkrankung sprechen sollten und dies auch schon in relativ jungen Jahren möglich ist. Auch für dieses Gespräch möchten wir Ihnen, wie bereits in Kapitel 2 *Das Gespräch über die psychische Erkrankung* ein paar hilfreiche Anregungen geben.

Als erstes ist es wichtig, dass Sie bei der Planung über Dauer und Inhalt des Gespräches das Alter Ihres Kindes berücksichtigen. Beherzigen Sie die Grundregel: Je jünger Ihr Kind, desto kürzer und einfacher sollte Ihre Mitteilung sein. Um Ihnen Orientierung und Handwerkszeug mitzugeben, haben wir uns die Einteilung in folgende drei Altersgruppen überlegt:

1. Das Kindergartenkind (ca. 3–6 Jahre)
2. Das Grundschulkind (ca. 6–11 Jahre)
3. Der Teenager / die Teenagerin (ab ca. 12 Jahre)

Unabhängig vom Alter Ihres Kindes oder Ihrer Kinder sollten Sie folgende Voraussetzungen in kindgerechter Anpassung für das Gespräch beherzigen:

Wie sage ich es meinem Kind? – 8 grundlegende Tipps für minderjährige Kinder

1. *Finden Sie einen geeigneten Moment,* in dem Ihr Kind möglichst entspannt und aufnahmefähig ist. Ein Tag am Wochenende oder in den Ferien eignet sich dafür gut.
2. *Alle Beteiligten sollten ausreichend Zeit und Aufmerksamkeit haben.* Der Zeitpunkt, zu dem die Lieblingsserie oder das Fußballspiel im Fernsehen läuft, ist nicht geeignet. Da wird Ihr Kind Ihnen nicht mit vollem Ohr und Herzen zuhören können.
3. *Handy, Laptop und TV sind für die Dauer des Gespräches tabu.* Diese Regel wird bei Ihren Kindern, insbesondere während der Pubertät, nicht auf Gegenliebe stoßen. Beharren Sie aber unbedingt auf diese Regel und formulieren Sie diese als Bitte: »Es wäre für mich wirklich

wichtig, dass wir ein paar Minuten ohne Handy miteinander reden können. Ich möchte dir etwas Wichtiges und für mich Schwieriges mitteilen und es würde mir viel bedeuten, wenn du mit deiner Aufmerksamkeit da ganz bei mir sein könntest. Würde das gehen? Danke.«

4. *Nehmen Sie etwas zu Essen und zu Trinken mit ins Gespräch,* das Sie verbindet, vielleicht die Lieblingskekse oder ein besonderes Getränk wie selbstgemachte Limonade, die es nicht jeden Tag gibt. Ihr Kind darf auch über die Versorgung mit Essen und Snacks merken, dass es um etwas Wichtiges geht. Und über das Knabbern kann Stress abgebaut oder auch Schweigen im Gespräch überbrückt werden.
5. *Sprechen Sie in Ich-Botschaften* (»Mir geht es ...« oder »Ich fühle mich ...«). Machen Sie deutlich, dass Ihr Befinden nichts mit dem Kind an sich oder seinem Verhalten zu tun hat: »Dass Mami heute so schlapp und mit Kopfschmerzen auf dem Sofa liegt, hat nichts mit dir zu tun, mein Schatz, sondern das ist diese Krankheit, von der ich dir erzählen will. Du bist nicht schuld daran, weil du laut mit deinen Autos gespielt hast. Ich bin es, die heute viel empfindlicher und schwächer ist. Deshalb habe ich dich gebeten, leiser zu sein und in dein Zimmer zu gehen. Ich glaube mein Ton dir gegenüber war sehr hart und unfreundlich, oder? Das tut mir leid.«
6. *Vermeiden Sie allzu lange Erklärungen.* Sie schützen sich dadurch auch vor Rechtfertigungen. Für tiefer gehende Analysen ist auch später noch Zeit. Ermutigen Sie Ihr Kind zu fragen, auch nach dem Gespräch. Antworten Sie dann so offen und ehrlich, wie es Ihnen möglich ist, Sie aber selbst nicht überfordert.
7. *Reden Sie nicht lange um den heißen Brei herum.* Kommen Sie möglichst rasch zum Punkt. Wenn das Thema ausgesprochen ist, wird es leichter. Mit den nachfolgenden Techniken wird Ihnen dies leichter fallen. Die beidseitige Erleichterung werden Sie in sich spüren und an der Reaktion Ihres Kindes erkennen können.
8. *Machen Sie Pausen.* Wenn Sie im Gespräch merken, dass es für jemanden zu anstrengend wird oder Ihnen Ihr Kind nicht mehr aufmerksam zuhören kann, vertagen Sie es auf den nächsten Tag oder

die nächste Stunde. Zum Beispiel können Sie sagen: »Ich merke, wie anstrengend das Gespräch für uns alle ist. Ich glaube, wir sollten jetzt mal eine Pause machen und später oder morgen weiterreden. Einverstanden? Okay.«

Neben diesen allgemeinen Gesprächsvoraussetzungen möchten wir Ihnen noch ein paar Hinweise geben, wie Sie sich altersangemessen auf das Gespräch mit Ihrem Kind vorbereiten können.

Unsere Erfahrungen als Psychotherapeut und als Kinder- und Jugendlichenpsychotherapeutin haben uns gezeigt, wie wichtig das Gespräch mit dem Kind ist und dass es hilfreich ist, sich dabei einiger Hilfsmittel und Techniken* zu bedienen. Eines dieser Hilfsmittel ist z. B. die Verwendung von Figuren, Symbolen und Geschichten zur Veranschaulichung zwischenmenschlicher Konflikte oder auch psychischer Erkrankungen.

3.3 Das Gespräch mit dem Kindergartenkind

Vorbereitungen und was wichtig ist

Wie bereits dargelegt, können Sie Ihre Krankheit nicht vor Ihrem Kind verstecken. Es hat schon eine Ahnung davon, dass *etwas* nicht stimmt, findet aber noch keine Worte dafür und noch keinen Umgang damit. Ihr Gesprächsziel: Worte zu finden für dieses diffuse, aber auch machtvolle »Etwas« und es für Ihr Kind verständlich zu machen.

Da *Begreifen* für kleine Kinder auch viel mit dem tatsächlichen *Greifen* zu tun hat, kommt hier unser Vorschlag: Leihen Sie sich ein paar Spielfiguren aus dem Kinderzimmer aus. Tierfiguren oder Playmobilfiguren eignen sich hierfür besonders gut. Damit können Sie im Laufe des Gespräches das veranschaulichen, worüber Sie reden wollen: alle

* Es gibt auch zahlreiche Kinderbücher, die das Thema psychische Erkrankung und Sucht behandeln und für Kinder begreifbar machen (s. Anhang). Sie können mit Ihren Kindern diese Bücher lesen und danach mit ihnen darüber sprechen.

Mitglieder der Familie, vielleicht auch Freunde des Kindes oder von Ihnen, Erzieher*innen aus der Kita, all jene, die zur sozialen Welt des Kindes gehören und die von der psychischen Krankheit des Elternteils mitbetroffen sind. Diese Menschen stellen auch wichtige Unterstützer*innen, also *Ressourcen*, für Sie und Ihr Kind dar. Sie werden auch vermehrt ins Spiel kommen, wenn weitergehende Unterstützung, z. B. für die Kinderbetreuung aufgrund einer teilstationären Behandlung, notwendig sein sollte. Auch das kann zu einem späteren Zeitpunkt zum Gesprächsthema werden: dass Sie durch eine Therapie tageweise (bei einer tagesklinischen Behandlung) oder sogar mehrere Wochen (bei einer vollstationären Behandlung) zeitlich eingebunden sind und sich nicht selbst vollumfänglich um Ihr Kind oder Ihre Kinder kümmern können.

Wie kann man es konkret machen?
Wählen Sie im Gespräch mit Ihrem Kind zusammen die Figuren aus. Dies kann z. B. so aussehen: Der Papa ist eine große Giraffe, die Mama ein Schaf, das Kind ein Löwe usw. Machen Sie weiter, bis das soziale Gefüge des Kindes vollständig ist. Nun kommt es zum nächsten Schritt, dem Ansprechen von Situationen im Alltag, in denen die psychische Erkrankung für die Kinder im Miteinander und in der Beziehung sichtbar wird.

Mit Hilfe der Tierfiguren können Sie Alltagssituationen, in denen es zu Schwierigkeiten kommt, gut nacherzählen und nachspielen, zum Beispiel die depressive Mutter, die morgens zu antriebs- und kraftlos ist, um ihr Kind in den Kindergarten zu bringen. Nun ist der Moment gekommen, in der das Thema psychische Krankheit ins Spiel kommt. Nehmen Sie für die psychische Erkrankung ebenfalls eine Figur und stellen Sie sie neben Ihre eigene Figur, zum Beispiel einen Drachen für die Depression (s. Abb. 3).

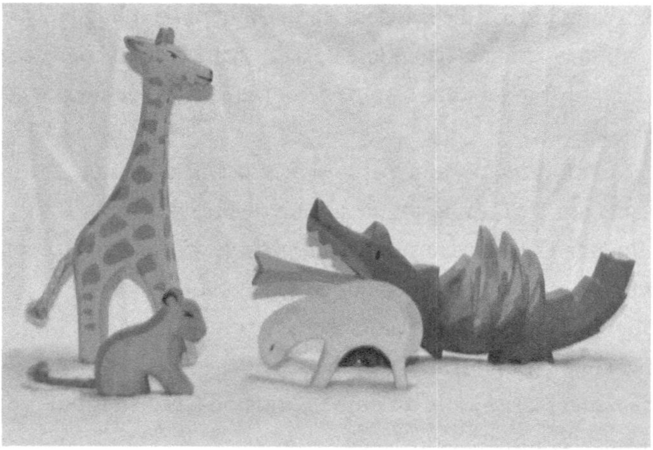

Abb. 3 So könnte die Familie und die psychische Krankheit mit Tierfiguren symbolisiert werden (© Andrea Meents)

Erklären Sie mithilfe der Figuren, dass es in Ihrem Leben eine Krankheit gibt, die z. B. Depression oder Angst heißt, und die Sie und Ihre Familie manchmal ziemlich fest im Griff hat. Zeigen Sie mithilfe des Drachens, was mit dem Schaf passiert und wie schwer es dadurch für das Schaf wird, sich um den kleinen Löwen zu kümmern. Erklären Sie, dass Sie verstanden haben, dass Sie sich um den Drachen kümmern müssen und dass es dafür einen speziellen Drachen-Arzt oder ein Spezial-Drachen-Krankenhaus gibt. Ihr Kind wird dem so gut folgen können.

Vielleicht hat es nun auch Fragen an Sie oder fängt selbst an, die Figuren zu bewegen, z. B.: »Mag der Drache es nicht, wenn ich im Wohnzimmer laut fernsehe oder Ball spiele?« oder »Hält der Drache das Schaf im Bett fest und deshalb kann er nicht zum Kuscheln zum Löwen kommen?« Gehen Sie darauf ein und nutzen Sie dabei weiterhin die Figuren, wenn Sie etwas erklären.

Die Unterscheidung in den Schaf- und den Drachen-Anteil mag Ihnen jetzt in der Theorie etwas kindisch und albern vorkommen. Aber Sie wollen ja ein schwieriges Thema einem noch sehr kleinen Menschen altersgerecht näherbringen. Von daher wäre es so sehr passend für Ihr Kind. Trauen Sie sich!

Bei kleineren Kindern, die mit dem Namen einer Erkrankung nichts anfangen können, können Sie andere Begriffe wählen. In Büchern, die diese Themen für Kinder aufarbeiten, werden z. B. die folgenden Symbole verwendet:

- *Unsichtbarer Elefant:* für eine psychische Auffälligkeit einer Person, bei der die Familie so tut, also ob nichts wäre.
- *Nebel:* für eine akute Psychose oder die Sucht bzw. den betrunkenen oder intoxikierten Zustand (für das Benebeltsein)
- *Tiger:* für die Borderline-Persönlichkeitsstörung (für die unberechenbare Gefahr)
- *Lähmung oder Bleischwere:* für eine Depression (speziell für die Antriebslosigkeit und Lustlosigkeit)
- *Monster oder etwas Schreckhaftes:* für eine Traumafolgestörung.
- *Gewitterstimmung:* für Angst und Gereiztheit.

Das sind nur Vorschläge. Jede Familie hat mit den Kindern ihre eigene Sprache und eigene Bilder, die in so einem Fall passen.

3.4 Das Gespräch mit dem Grundschulkind

Vorbereitungen und was wichtig ist

Grundsätzlich gelten ähnliche Aspekte wie beim Gespräch mit dem Kindergartenkind. Achten Sie zusätzlich noch auf folgende Punkte:

- Ihr Kind ist nun ein Schulkind, vielleicht geht es sogar auf eine Ganztagsschule, das heißt, es verbringt unter der Woche nur wenig wache Tageszeit in der Familie. Wenn es aus der Schule kommt, ist es höchstwahrscheinlich zu müde für ein solch wichtiges Gespräch. Weichen Sie also besser auf das Wochenende oder die Ferien aus.
- Mit dem oben genannten Punkt geht einher, dass Ihr Kind vielleicht gar nicht so viel aus Ihrem Alltag und von Ihren Belastungen mitbekommt. Sein Fokus richtet sich nun zusehends auch auf die Welt da draußen in der Schule und die Menschen (Lehrer*innen, Mitschüler*innen) dort. Deuten Sie dies bitte nicht als Desinteresse oder fehlende Liebe zu Ihnen.

- Im Umkehrschluss heißt dies, dass Sie im Gespräch etwas weiter ausholen können. Rechnen Sie mit weitaus mehr Fragen von Seiten Ihres Kindes, denn Ihr Kind ist inzwischen gedanklich und sprachlich schon sehr bewandert und macht sich viele Gedanken um die Welt und was in ihr vorgeht. Das schließt Sie als Elternteil ein. Und Sie sind ein emotional sehr bedeutsamer Teil in der Welt Ihres Kindes.

Wie kann man es konkret machen?

Auch hier empfehlen wir Ihnen, sich ein paar Spielfiguren aus dem Kinderzimmer auszuleihen. Tier- oder Playmobilfiguren in verschiedener Ausgestaltung eignen sich dafür gut.

Gehen wir einen möglichen Gesprächsablauf einmal anhand von Playmobilfiguren durch: Sie wählen für Sie passende Figuren und vielleicht auch ein bisschen symbolisches Mobiliar für Ihre Familie und stellen Sie sie auf den Tisch (s. Abb. 4). Sie können sagen: »Schau, das sind wir als Familie, wie wir heute zusammenleben, z. B. beim Abendessen oder Fernsehen ...«

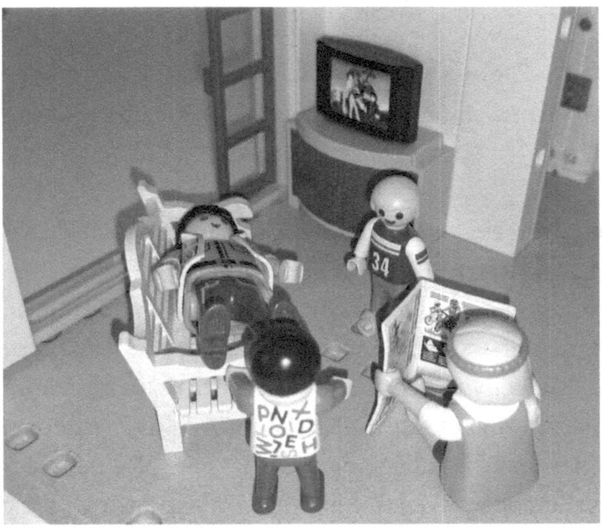

Abb. 4 : Das Gespräch mit dem Schulkind mit Playmobilfiguren veranschaulichen (© Andrea Meents)

Bewegen Sie die Figuren ein wenig auf dem Tisch hin und her, sprechen ein paar Worte und kommen dann auf den Punkt: »Leider gibt es ja bei uns auch manchmal Streit wegen so Alltagsdingen wie Aufräumen und Kochen oder wer deine Hausaufgaben anschaut. Das schaffe ich in letzter Zeit alles gar nicht mehr. Ich war aber jetzt bei einem Arzt, der sich mit Erwachsenen auskennt, die ihren Alltag und ihre Kinderbetreuung nicht mehr so gut hinbekommen. Der hat mir gesagt, dass ich eine Depression habe.« Sie wählen eine weitere Figur, die für Sie Ihre psychische Erkrankung gut verkörpert, und stellen sie an die Seite Ihrer ersten Figur (Abb. 5).

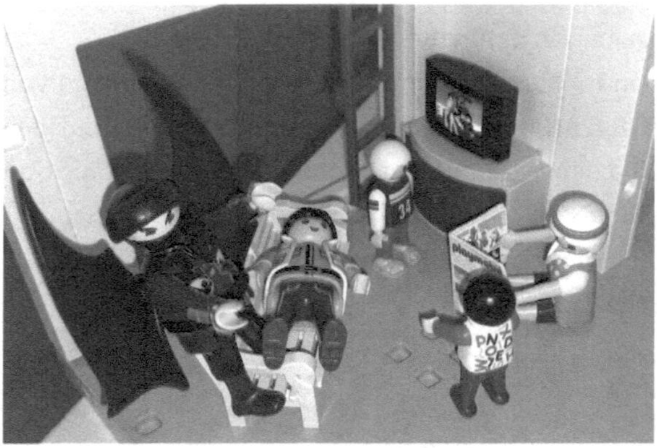

Abb. 5 : Die psychische Erkrankung mit Playmobilfiguren veranschaulichen (© Andrea Meents)

Jetzt haben Sie schon ein gutes Stück des Gespräches geschafft, das Wichtigste ist gesagt. Achten Sie nun ganz gezielt auf die Reaktion Ihres Kindes und erkundigen Sie sich nach seinen Gedanken und Gefühlen: »Wie geht es dir damit, was ich gerade erzählt habe? Was denkst du? Was sind deine Gefühle? Vielleicht nehmen Sie einen Gefühlsausdruck wahr, den Sie deuten können, etwa: »Du siehst für mich erschrocken aus, ist das so? Du brauchst keine Angst haben« oder »Du siehst für mich erleichtert aus, oder? Irgendwie haben wir alle das eine Zeitlang schon gespürt und irgendwie gewusst, nicht wahr? Hast du Fragen? Oder möchtest du etwas anderes dazu sagen?«

Wenn alle noch Zeit und Energie haben, erklären Sie, wie es nun weitergehen wird, wo Sie Hilfe für Ihre Krankheit bekommen und wie das konkret aussehen wird. Wenn Sie auch diesen Schritt mit Playmobilfiguren veranschaulichen wollen (da gibt es ja auch Figuren, die sich gut als Helfer*innen eignen: Polizist*innen, Rettungskräfte, Ärzt*innen), wird Ihr Kind gut verstehen, was Sie meinen, wenn Sie z. B. sagen: »Heute gehe ich zu meinem Psychotherapeuten« oder »Morgen muss ich in die Klinik zur Behandlung«. Es bleiben dann nicht abstrakte, noch nicht verständliche Worte, sondern es entsteht schon etwas Konkretes, Begreifbares in der Vorstellungswelt Ihres Kindes.

Stopp-Übung

Im Straßenverkehr kennen wir es alle und auch schon die Kleinsten verstehen, was es bedeutet: das Stopp-Zeichen. Es signalisiert: Wir sollen stoppen: anhalten, vom Gas auf die Bremse gehen und zum Stillstand kommen. Und erst dann die Kreuzung passieren, wenn unser Fahrweg frei ist und wir, ohne uns oder andere zu gefährden, die Kreuzung passieren können.

Auch in Gesprächen kennen wir die Regel, Stopp zu sagen, und es kann hilfreich sein, sie als Notbremse im Familienalltag zur Hand zu haben. Die Anwendung der *Stopp-Technik* ist einfach:

- Gestaltungshinweis: Wenn jüngere Kinder im Grundschulalter zur Familie gehören, kann es die Anwendung und Erinnerung erleichtern, ein reales Papier- oder Holzschild zu basteln und dies an einem bekannten, gut sichtbaren Platz zu verwahren. Mit älteren Kindern kann es auch ausreichend sein, sich auf ein deutlich und laut gesprochenes »Stopp« zusammen mit einer entsprechend abwehrenden Geste der Hände zu verständigen.
- Alle Familienmitglieder werden vorab mit der Technik und ihrer Anwendung vertraut gemacht und erklären sich bereit, sich darauf einzulassen und mitzumachen. Dies bedeutet: Ich darf jederzeit das Stoppzeichen hochhalten oder aussprechen, wenn ich mich in einer familiären Situation in die Ecke gedrängt oder hilflos fühle. Dies kann durch Worte oder Taten von anderen passieren, die dies entweder

nicht bemerken oder nicht auf meine bisherigen Signale (still werden, Schreien, Weinen, Sich abwenden oder ähnliches) reagieren.

- Das Stopp-Zeichen bedeutet: Wenn ich es sehe oder höre, halte ich an, unterbreche ich das, was ich gerade getan oder gesagt oder gedacht habe. Genau wie an einem Stoppschild im Straßenverkehr: Ich verschaffe mir dann einen Überblick über die »Gefahrensituation«, denn darauf will mich das Schild ja aufmerksam machen. Ich muss auf jemanden anderen Acht geben, vielleicht auch auf mich selbst und darf erst »weiterfahren«, wenn ich mir durch eine ausführliche Einschätzung der Situation einen Überblick verschafft habe und mir sicher bin, dass ich durch mein »Fortfahren« niemanden übersehe und schädigen kann, also alles sicher und ungefährlich ist.
- Jedes Familienmitglied darf das reale oder vorgestellte Stoppschild verwenden, immer dann, wenn es zwischen zwei oder mehr Personen in einer Situation zu »bedrohlich« wird. Das heißt, wenn Sie es in Ihrer Familie verwenden, dürfen alle das Stoppschild einsetzten, wenn Ihnen etwas »zu viel« wird. Das könnte dann in einer Familie so aussehen:

Zwei Beispiele:

- Sie sind als Mutter von ihren streitenden Kindern genervt und finden kein Gehör? Ziehen Sie das Stoppschild hervor und frieren Sie damit die Konfliktszene ein. Jeder verzieht sich für ein paar Minuten in eine andere Ecke oder in ein anderes Zimmer. Sind die Gefühle wieder runtergekocht, suchen Sie wieder den Kontakt, das Gespräch, sprechen Sie über das, was passiert ist.
- Ihre 15-jährige Tochter ist genervt von Ihnen als Mutter? Sie fühlt sich ungerecht behandelt und von Ihnen kritisiert? Vermutlich braucht sie jetzt aber ihre Ruhe oder ihre Freunde? Mama aber steht im Zimmer und will tausend Sachen auf einmal? Sie zieht das Stoppschild, womit sie die die benötige Auszeit signalisiert. Auch hier gilt wieder: Nach der Stoppzeit wieder aufeinander zugehen, klären, wann es zeitlich weitergeht und Dinge inhaltlich besprochen oder erledigt werden können.

3.5 Das Gespräch mit dem Teenager / der Teenagerin

Vorbereitungen und was wichtig ist

Eine der größten Herausforderungen in dieser Altersgruppe wird es sein, Ihr Kind, ja nunmehr eine Jugendliche bzw. ein Teenager zum Gespräch mit Ihnen zu bewegen. In diesem Entwicklungsalter ziehen sich die Jugendlichen in der Regel sehr von Ihren Eltern zurück, verbringen am liebsten Zeit allein in ihrem Zimmer, um zu »chillen«, oder treffen sich mit ihren Freunden und Freundinnen. Dies ist ein normaler Entwicklungsprozess. Sie haben also nichts falsch gemacht und es hat auch nichts mit Ihrer psychischen Erkrankung zu tun, wenn Ihr Kind ein eigenes Leben entwickelt.

Die Stimmung eines Teenagers kann stark schwanken, von himmelhochjauchzend bis zu Tode getrübt, selbst an einem Tag. Dies hat mit den vielfältigen körperlichen und psychischen Entwicklungs- und Wachstumsaufgaben in diesem Alter zu tun.

Es ist also ziemlich schwierig, den optimalen Zeitpunkt für das Gespräch mit Ihrem Teenager zu finden. Auch wird er oder sie sich vielleicht nicht fest auf einen Termin festlegen wollen: »Am Sonntagnachmittag ...« – lange Pause – »Ich weiß noch nicht, ob ich da Zeit habe ... vielleicht. Mal schauen ...«

Machen Sie deutlich, dass Sie etwas Wichtiges und Persönliches besprechen wollen, auch nicht den ganzen Nachmittag Zeit dafür brauchen, es aber für Sie durchaus okay ist, wenn Sie das kurz vorher nochmal besprechen: »Gut, dann sag mir doch bitte am Sonntagmorgen noch kurz Bescheid, ob es diesen Sonntagnachmittag um 15 Uhr bei dir klappt.«

Wie kann man es konkret machen?

Mit Speck fängt man Mäuse, heißt es in einem Sprichwort, und diese Altersgruppe ist für Kulinarisches meist ganz besonders empfänglich. Einem Kuchen oder Muffins werden die meisten nicht widerstehen können und Ihre Chancen steigen damit, die richtige Atmosphäre für das Gespräch zu haben.

Bereiten Sie auch dieses Gespräch gut für sich vor: Was wollen Sie Ihrem Teenie sagen? Worauf kommt es an? Ist es ein reines Informationsgespräch oder erwarten Sie auch eine Form von Hilfe und Unterstützung? Möchten Sie etwas erklären?

Dies ist oft ein wichtiges Anliegen von Menschen mit psychischen Erkrankungen. Sie möchten, dass der andere sie versteht, warum die Dinge sich so entwickelt haben, wie sie jetzt sind. Gleichzeitig möchten sie nicht als faul, dumm oder verrückt vor ihrem Kind dastehen, insbesondere, wenn dieses älter wird und anfängt, sich Gedanken zu machen und Vergleiche mit anderen Eltern herzustellen.

Dies führt nicht selten dazu, dass man sich in zu langen ausufernden Erklärungen im Gespräch mit dem Teenager verfängt. So lange hält leider kein Kuchen und auch nicht die Aufmerksamkeit Ihres Kindes. Deshalb halten Sie sich auch hier im Gespräch an das Motto »In der Kürze liegt die Würze«. Und um dieses komplexe Thema auf den Punkt zu bringen, haben wir diese Idee für Sie:

Welche Punkte wollen Sie heute im Gespräch erklären?

- Sie wollen Ihre psychischen Probleme, Ihre Erkrankung zur Sprache bringen: Die Depression, Angst oder Suchterkrankung soll einen Namen, ein Gesicht bekommen.
- Sie wollen erklären, dass Sie nicht immer krank gewesen sind, wieder gesund werden wollen oder es auch Phasen im Hier und Heute gibt, in denen es Ihnen etwas besser geht. Eine psychische Erkrankung ist nicht unveränderlich, sie fluktuiert.
- Sie wollen zeigen, dass diese unterschiedlichen Modi von Gesundheit und Krankheit Auswirkungen haben, wie Sie auf andere Menschen zugehen und von diesen erlebt werden. Diese Menschen sind also Resonanzkörper und nicht Verursacher für den Modus Krankheit. Dies ist besonders für Kinder eine zentrale Botschaft: »Ich bin nicht schuld daran, dass Mama oder Papa traurig / wütend / krank ist.«

Legen Sie zur Veranschaulichung dieser drei Punkte drei Kissen auf den Boden (Abb. 6). Markieren Sie jedes Kissen mit einem Zettel (Krankheit,

Gesundheit, Name des Kindes, z. B. Marie). Wenn es mehrere Kinder gibt, gibt es entsprechend mehr Kissen.

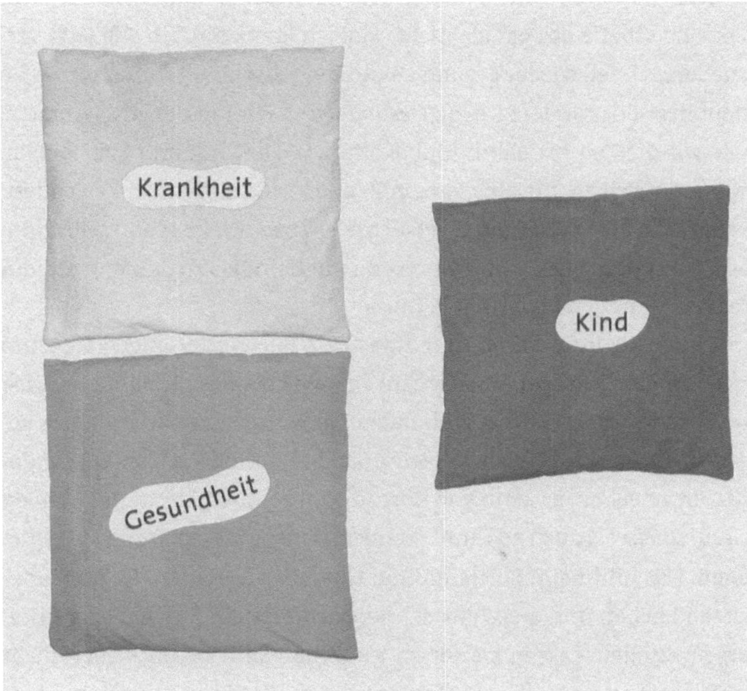

Abb. 6 Anordnung und Beschriftung der Kissen für die Gesprächssituation (© Andrea Meents)

Die beiden Kissen *Krankheit* und *Gesundheit* liegen nebeneinander und stehen für Sie: Das eine steht für die Symptome Ihrer psychischen Krankheit. Gehen Sie auf dieses Kissen, wenn Sie von dem sprechen, was die Krankheit für Sie ausmacht. Das Kissen daneben steht für die Zeit vor Ihrer Erkrankung (und auch nach Ihrer Erkrankung, die Sie möglichst bald wieder erreichen wollen). Vielleicht gibt es auch jetzt schon Tage oder Phasen, an denen Sie sich stabiler und gesünder fühlen?

Das dritte Kissen gegenüber ist das Kissen für Ihr Kind. Adressieren Sie Ihre Gedanken, Gefühle, Bitten und Wünsche dorthin, wenn Sie vom Kissen der *Krankheit* aus sprechen, z. B.: »Ich kann gerade nicht so für dich da sein, wie du es von mir bräuchtest, also Essen machen, Wäsche waschen, dich zu deinen Freunden fahren und so. Das tut mir leid. Ich schaffe das gerade nicht, weil ich krank bin. Ich will jetzt versuchen, schnell wieder gesund zu werden – so wie ich früher war.« (Sie deuten auf das andere Kissen *Gesundheit*). »Wir müssen also schauen, wie wir die Zeit bis dahin hinbekommen. Es würde mir sehr helfen, wenn du dich an ... (Name Person X) oder ... (Name Person Y) wendest, wenn du Hilfe brauchst und versuchst, ein paar Dinge schon selbst hinzubekommen. Vielleicht könntest du mit dem Bus zu deiner Freundin fahren, wenn ich in der Klinik bin?«

Geben Sie Ihrem Kind nun etwas Zeit, falls nötig. Fragen Sie dann nach seinen Gefühlen und Gedanken: »Wie geht es dir damit, was ich dir gerade gezeigt und erzählt habe? Ich würde gerne wissen, was gerade in dir los ist.« Vielleicht bieten Sie Ihrem Kind auch an, zu seinem Kissen zu gehen. Es kann von dort sowohl zu Ihrem gesunden (Kissen *Gesundheit*) als auch zu Ihrem kranken Anteil (Kissen *Krankheit*) sprechen. Das hilft beim Sortieren und Überblickgewinnen. Es kann aber sitzen bleiben und quasi aus der Beobachter- oder Zuschauerposition Fragen stellen. Lassen Sie Ihrem Kind die Wahl. Es muss auch nicht unbedingt etwas in diesem Moment sagen, allerdings überwiegt in der Regel die Erleichterung, dass das Thema Erkrankung auf dem Tisch ist, und die Kinder gerne reden.

Erkundigen Sie sich jetzt, ob Ihr Kind Fragen hat. Vielleicht braucht es ein paar Informationen zu Ihrer psychischen Erkrankung, Sie haben ja immerhin keinen Schnupfen, den jeder kennt, sondern eine psychische Erkrankung, die man erst mal ein bisschen erklären muss. Folgende Punkte können hier hilfreich sein:

- *Art und Auftreten der Symptome:* Beschreiben Sie Ihre Beschwerden. Erklären Sie, seit wann sie auftreten, ob sie immer da sind oder plötzlich oder regelmäßig auftreten.
- *Möglichkeiten der Behandlung:* Erklären Sie,
  - dass diese Krankheiten von Psychotherapeut*innen und Psychiater*innen behandelt werden können;

  - dass Sie sich um einen Termin gekümmert haben oder vielleicht schon in Behandlung sind;
  - dass die Behandlung länger dauert als bei einer Grippe oder anderen körperlichen Erkrankungen und Sie selbst noch nicht wissen, wie lange das sein wird;
  - dass die Behandlung eine Psychotherapie ist, Sie also ab jetzt einmal wöchentlich zu Therapiegesprächen gehen werden;
  - und dass Sie jetzt noch nicht wissen, wie es Ihnen nach diesen Gesprächen gehen wird oder wie belastbar Sie danach sein werden. Sie können auch erwähnen, falls es für Sie zutreffend ist, dass es auch medikamentöse Behandlungsmöglichkeiten gibt und Sie diese in Erwägung ziehen.
- *Falls eine stationäre Therapie nötig ist:* Erklären Sie, dass Sie in ein Krankenhaus für psychische Krankheiten gehen werden und Sie mehrere Wochen dort sein werden. Erklären Sie, wie Sie sich die Betreuungssituation für Ihr Kind vorgestellt haben: Durch den anderen Elternteil, die Großeltern, Verwandte, Freund*innen etc. wird Ihr Kind also nicht allein sein, sondern Ansprechpartner*innen und einen Platz zum Schlafen haben. Erkundigen Sie sich, ob das in der genannten Form für Ihr Kind so in Ordnung ist oder es sich andere Lösungen besser vorstellen kann. Vielleicht möchte Ihr Teenager ja auch schon selber ein bisschen für sich sorgen und es macht ihm*ihr gar nicht so viel aus, mal allein zu sein und sich eine Tiefkühlpizza in den Ofen zu schieben oder sich einen Döner zu holen.

Ist dieser Teil des Gespräches zu Ende, sagen Sie noch ein paar Sätze über das, was in den nächsten Tagen passieren wird, was die nächsten Schritte sein werden, also konkrete Termine oder Fahrzeiten, und wie sich diese auf den familiären Alltag auswirken werden. All dies erhöht das Gefühl von Kontrollierbarkeit und Orientierung, einem wichtigen menschlichen Grundbedürfnis, und gibt somit Ihnen und Ihrer Familie Sicherheit und Halt.

Sind Sie an diesem Punkt angekommen, haben Sie drei wesentliche Hürden auf dem Weg der Besserung oder Genesung genommen:

1. Sie haben sich eingestanden, dass Sie emotionale Schwierigkeiten haben, und sind bereit, sich bei Fachleuten Hilfe zu holen.
2. Sie haben mit Ihrem Partner oder Ihrer Partnerin gesprochen.
3. Sie haben gemeinsam mit Ihrem Kind das Gespräch geführt.

Sie sind also schon viele schwere, wichtige erste Schritte gegangen. Und in diesem Falle ist es tatsächlich so, dass der schwierigste Teil ganz am Anfang steht. Das heißt, Sie dürfen jetzt schon mal stolz auf sich sein, dass Sie dies bereits geschafft haben. Klopfen Sie sich ruhig auf die Schulter. Gönnen Sie sich etwas Schönes oder erlauben Sie sich eine Auszeit, etwas Erholung. Werden Sie sich nochmal bewusst, dass Sie schon etwas Großes und Wichtiges geschafft haben, auf dem Weg in ein stabileres und entspannteres Familienleben.

4 Vom Erkennen des Problems zur Hilfesuche

Da Sie diesen Ratgeber in Händen halten, sind Sie von einer psychischen Erkrankung oder einer psychischen Krise betroffen oder Sie kennen Sie jemanden, der direkt oder indirekt davon betroffen ist. Wahrscheinlich kennen Sie dann auch das Gefühl von Hilflosigkeit. Dieses Kapitel beschäftigt sich damit, wie Sie Hilfe finden können. Dazu gehört zunächst einmal, sich Gedanken über bestehende Hilfen im näheren Umfeld zu machen. Das bedeutet, eine Art Bestandsaufnahme der eigenen Beziehungen vorzunehmen. In einem zweiten Schritt richten Sie den Blick nach außen und orientieren sich, wen es darüber hinaus gibt. Schließlich organisieren Sie die konkreten Hilfen.

4.1 Hilfesuche im eigenen Umfeld: das persönliche Netzwerk

Die erste Hürde bei der Frage nach Hilfe ist bei den meisten Menschen, sich einzugestehen, dass man mit einem Problem konfrontiert ist, das die eigenen Möglichkeiten übersteigt. Die zweite Hürde kommt gleich danach: das Eingeständnis, dass Hilfe nötig ist. Der nächste Schritt ist dann, eine Bestandsaufnahme zu machen: Welche Beziehungen habe ich, wie sieht mein soziales Netzwerk aus?

Am schnellsten geht dies, wenn Sie sich einen Block und einen Stift oder Ihr Tablet zur Hand nehmen und einfach eine Liste beginnen mit potenziell hilfreichen Personen, die Ihnen einfallen. Gut ist es, wenn auf dieser Liste auch gleich die Kontaktdaten notiert werden und auch die Art der Hilfe, die von dieser Person zu erwarten sein könnte (s. Tab. 2).

Tab. 2: Erste Hilfe im persönlichen Umfeld

Name	Kontakt	Hilfe bei ...
Bernd	bernd@gmx.de	Kinder abholen
Carina	...	mal abschalten wollen
...	...	...
...	...	...
...	...	...

Effektiver wird dieser Suchprozess, wenn Sie sich gemeinsam als Paar oder als Familie zusammensetzen. Wichtig ist bei einem gemeinsamen Brainstorming, dass Sie zunächst nur sammeln und nicht gleich Personen ausschließen (»Die ist anstrengend ...« oder »Der kann eh nie ...«).

Eine besser strukturierte Art der Sammlung ist die Erstellung eines *sozialen Atoms*. Diese Bezeichnung stammt von dem Psychotherapeuten Jakob L. Moreno (1889–1974); er vertrat die Ansicht, dass der Mensch nie für sich allein betrachtet werden könne, sondern nur im Netzwerk seiner Beziehungen.

Anleitung zur Erstellung eines sozialen Atoms

- Schauen Sie sich zunächst die Abbildung 7 auf S. 81 an (das ist ein Beispiel-Atom), damit Sie gleich zu Beginn eine Vorstellung vom Atom bekommen und dieser Anleitung leichter folgen können.
- Zeichnen Sie zwei konzentrische Kreise: Der innere Kreis repräsentiert nahe Beziehungen. Der äußere Kreis repräsentiert eher entfernte Beziehungen.
- Platzieren Sie sich selbst in die Mitte: Der Stern in der Mitte steht für Sie.
- Fügen Sie Symbole für verschiedene Beziehungstypen hinzu: ♀ für Frauen, ♂ für Männer, □ für Haustiere, ein gestricheltes Symbol für verstorbene Personen.
- Positionieren Sie die Symbole entsprechend der emotionalen Nähe:

Im inneren Kreis befinden sich die Ihnen nahestehenden Personen. Im äußeren Kreis die eher ferneren Personen.

- Beschriften Sie die Symbole mit Initialen und Art der Hilfe: Beispiel: »♀ (AS)« für eine nahe weibliche Person namens Andreas Schauner, die Ihnen hilft, die Kinder abzuholen.
- Bewerten Sie das soziale Atom:
  - Was ist im Moment die wichtigste Hilfe?
  - Gibt es Personen im Netzwerk, die bei der aktuellen Krise helfen können?
  - Wer könnte wen ansprechen und in welcher Reihenfolge?
- Diskutieren Sie kritische Punkte: Überlegen Sie, ob eine konkrete Hilfe sinnvoll ist oder ob die Beziehung dies erschwert.
- Ergänzen Sie fehlende Hilfen: Überlegen Sie, welche Art der Hilfe zusätzlich benötigt wird, auch wenn die Person dafür noch nicht in Sicht ist.
- Sie sehen in Abbildung 7 zwei konzentrische Kreise. Sie selbst sind in der Mitte dieser Kreise (der Stern steht für Sie) und um Sie herum sind alle Personen, zu denen Sie eine positive Beziehung haben und die Ihnen wichtig sind.
- Zeichnen Sie diese Personen ein. ♀ (oder einen Kreis) für Frauen, ♂ (oder ein Dreieck) für Männer. Durch die Entfernung der Symbole von der Kreismitte, also zu Ihnen selbst, machen Sie deutlich, wie emotional nah Sie der Person stehen. Im inneren Kreis befinden sich die Ihnen nahestehenden Personen, im äußeren die eher ferneren.
- Durch die Größe der Symbole können Sie zusätzlich die Bedeutung der Person für Sie (♀ ♀) deutlich machen.
- Personen, die Sie in Ihr soziales Netzwerk zeichnen können, sind Familienangehörige, Freund*innen, Nachbar*innen oder Arbeitskolleg*innen, auch Haustiere, die für Sie eine Bedeutung haben, selbst bereits verstorbene Personen, mit denen Sie gute, unterstützende Erinnerungen verknüpfen.
- Schreiben Sie in oder neben die Symbole die Initialen der Person (z. B.: »AS« für Andreas Schauner) und listen Sie alle vorkommenden

Personen in der rechten Spalte mit einer Eigenschaft in Bezug auf Hilfe auf (für ein Beispiel s. Abb. 7).

- Schreiben und zeichnen Sie erst einmal alle Personen hinein, die Ihnen einfallen. Wenn Einzelne zwar eine Bedeutung für Sie haben, aber Ihnen nichts Hilfreiches einfällt, können Sie einen Strich neben der Person machen.
- Auch Haustiere (viereckige Symbole) und bereits verstorbene Personen (gestrichelte Symbole) können Ressourcen in der Not sein, so könnte beim Hund Struppi stehen: »gemeinsame Spaziergänge« und bei der verstorbenen Großmutter: »Erinnerung an gemeinsames Marmeladekochen«.
- Sollte der Platz nicht ausreichen, benutzen Sie bitte für die Liste ein gesondertes Blatt.

Der Vorteil dieser strukturierten Sammlung ist, dass hier in der Regel mehr Personen stehen, als wenn Sie gleich nur Ausschau halten nach Personen mit konkreten Hilfsoptionen. Es hat sich gezeigt, dass es möglichst viel unterschiedliche Helfer*innen in der Not braucht, manchmal braucht es die persönliche Ansprache, manchmal das offene Ohr, mal die zupackende Freundin, mal die Begleitung in die Natur oder die schöne Erinnerung an gute Tage. Die Seele kennt viele Arten der »heilenden Medizin«. Nicht immer fällt einem gleich ein, was die Hilfe sein könnte, die eine Person bereithalten kann. Dies kann dann später ergänzt werden.

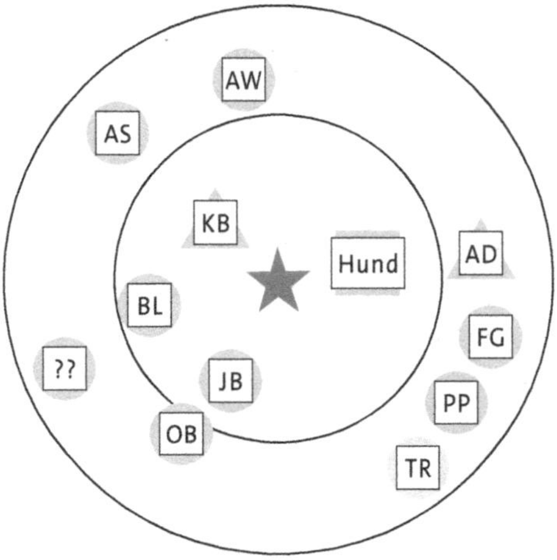

Liste der Personen und Ressourcen

AS Kinderübernachtung
AW Fahrdienst Kinder
BL Telefonieren
OB Erinnerung Urlaub
Hund Spazierengehen
PP Kontakte Psycho
TR Arzthelferin Termin
KB Ehemann
DB Sohn
JB Tochter
FG Kollegin Elternbeirat
AD Chef Praxis
… ……

?? kurzfristige*r Ansprechpartner*in bei Suchtdruck

____

____

____

Abb. 7 Beispiel Sabines soziales Atom der unterstützenden Beziehungen (s. Fallbeispiel Familie Bach, Kap. 1.1)

- Eine leere Vorlage finden Sie auf dem Arbeitsblatt »Mein soziales Atom« am Ende des Kapitels, damit Sie sie selbst ausfüllen oder kopieren können für Familienmitglieder. Wenn die Mitglieder der Familie diese Bestandsaufnahme jeweils für sich allein machen, können Sie es am Ende zusammentragen. Meist kommen so noch mehr Personen zusammen.
- Wenn sich die Familie oder das Paar nun zusammensetzt, kann das soziale Atom oder können die Atome ausgewertet werden:
  - Was ist im Moment für wen akut die wichtigste Hilfe?
  - Gibt es Personen im persönlichen Netzwerk, die im Hinblick auf Ihre aktuelle psychische Krise helfen können, und kann auf diese zurückgegriffen werden?
  - Wer könnte wen ansprechen und in welcher Reihenfolge werden Personen gefragt? Auch dies können Sie in einem Schema festlegen (s. Abb. 8 im nächsten Unterkapitel).

- Nach diesem Sortieren überlegen Sie gemeinsam, wer noch hinzukommen könnte, z. B. Geschwister oder Schwiegereltern, die weiter weg wohnen, auch Freund*innen mit besonderen Qualitäten.
  - An dieser Stelle können Sie auch Kritisches diskutieren. Ist eine konkrete Hilfe vielleicht dadurch nicht vorteilhaft, als dass die Beziehung dies erschwert? Dann gilt es, gemeinsam abzuwägen, ob die Anfrage Sinn macht. Dies kann z. B. der Fall sein, wenn mit einem guten Freund aktuell Funkstille herrscht und nicht eingeschätzt werden kann, wie er auf die Anfrage reagiert.
  - Denken Sie auch gemeinsam darüber nach, welche Art der Hilfe es zusätzlich braucht, auch wenn die Person dafür noch nicht in Sicht ist. Im Beispiel von Sabine wäre das eine Person, die kurzfristig »zu jeder Tages- und Nachtzeit« angerufen werden kann, wenn sie allein ist und Verlangen nach Alkohol empfindet.

Umsetzen des sozialen Atoms

Die Beispielfamilie Bach (s. Kap. 1.1) hat nach der Erstellung des sozialen Atoms und der Gewichtung der Kontakte beim Familiengespräch eine Aufgabenverteilung vorgenommen, die in Abbildung 8 gezeigt wird.

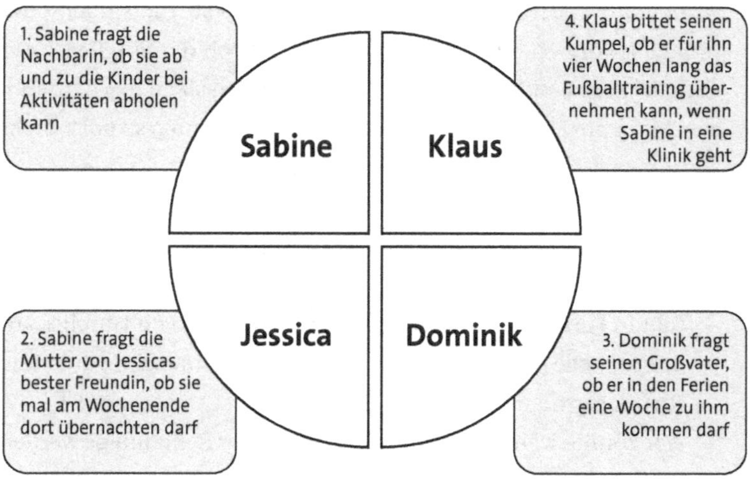

Abb. 8 Wer übernimmt wen? (s. Fallbeispiel Familie Bach, Kap. 1.1)

Die Personen, die angesprochen werden sollen, sind erst einmal klar. Die Aufgaben, wer mit wem spricht, sind auch fürs erste geregelt. Nun stellt sich vielleicht die Frage: Wir führe ich ein Gespräch mit der Person, die ich um Hilfe bitte? Dazu ist es günstig, sich zwei Dinge zu überlegen:

- Was brauche ich / brauchen wir genau?
- Wie lange werde ich / werden wir die Hilfe vermutlich brauchen?

Ein Gespräch über psychische Probleme und Krisen im Kreise der Familie zu beginnen, fällt nicht leicht. Das Thema bei »Fremden« anzusprechen, ist oft die nächstgrößere Hürde. Es kann schwer sein, hierfür die richtigen Worte zu finden, und erst recht, wenn es darum geht, um Hilfe zu bitten. Es hilft, sich in Erinnerung zur rufen, wie weit verbreitet psychische Krisen und psychische Erkrankungen sind. Das Robert Koch Institut hat für die 2020er Jahre festgestellt, dass 20 % der Erwachsenen sich als depressiv bezeichnen und 14 % als an einer Angststörung leiden (Robert Koch Institut, 2023). Die Deutsche Gesellschaft für Psychiatrie und Psychotherapie, Psychosomatik und Nervenheilkunde e. V. (DGPPN) spricht von gesicherten Diagnosen in folgender Größenordnung:

> *»In Deutschland sind jedes Jahr 27,8 % der erwachsenen Bevölkerung von einer psychischen Erkrankung betroffen. Das entspricht rund 17,8 Millionen Personen, von denen pro Jahr nur 18,9 % Kontakt zu Behandlerinnen und Behandlern aufnehmen. Zu den häufigsten psychischen Erkrankungen zählen in Deutschland Angststörungen (15,4 %), gefolgt von affektiven Störungen (9,8 %, davon allein die unipolare Depression: 8,2 %) und Störungen durch Alkohol- oder Medikamentenkonsum (5,7 %)«. (DGPPN, 2024, S. 1)*

Es mag vielleicht ein schwacher Trost sein, nicht allein zu sein in einer Notlage, aber es kann helfen, sich klarzumachen, dass wahrscheinlich alle Menschen mindestens eine Person kennen, die in seelischer Not ist und Hilfe braucht.

Wie sage ich es und was brauche ich?

Wie bereits im Familienkreis hilft es, sich auch bei diesen Anfragen vorher in Ruhe ein paar Gedanken zu machen: Was will ich genau sagen und fragen, und wie kann ich das Gespräch einleiten?

Auch wenn es »nur« eine Anfrage für Hilfe ist, tut etwas Mitgefühl für die betroffenen Personen und auch für die Angehörigen gut. Das bedeutet, dass etwas über die psychische Krise gesagt werden muss. Das Mitgefühl führt auch meist dazu, dass Hilfe angeboten wird. Wird zu viel oder zu emotional über die Krise gesprochen, gibt es zwei weniger günstige Reaktionen der Angefragten. Sie erschrecken ob der Dramatik oder der Vorstellung, dass Hilfe hier sehr umfangreich sein wird. Und manchmal löst es eine Reaktion von Mitleid aus. Anders als das Mitgefühl ist Mitleid eine Reaktion, die meist nicht hilfreich erlebt wird, sondern eher Scham auslöst.

Im Vorfeld ist es deshalb wichtig, zu überlegen, was ich als betroffene Person weglasse, ohne zu sehr im Vagen zu bleiben. Ebenso ist die Frage von Bedeutung, was ich »verlangen«, um was kann ich bitten kann. Je nachdem, wer mein Gegenüber ist, kann das sehr unterschiedlich sein.

Sabine aus unserem Fallbeispiel könnte der Nachbarin sagen:

»Darf ich dich mal etwas fragen? Es fällt mir nicht leicht, und du kannst auf jeden Fall sagen, dass es nicht geht ... Vielleicht hast du etwas bemerkt, aber ich stecke gerade in einer psychischen Krise, mir geht es seit einiger Zeit nicht gut. Ich habe deswegen ein paar zusätzliche Arzt- und Therapeutentermine, die ich wahrnehmen muss, damit ich wieder aus dem Loch herauskomme. Klaus und die Kinder helfen schon, wo sie können. Meinst du, ich kann dich in dem einen oder anderen Fall bitten, dass du meine Kinder von der Schule abholst, wenn ich einen Termin habe? Es wäre vielleicht ein- bis maximal zweimal die Woche. Wie gesagt, wenn es nicht geht, organisieren wir es anders, fühle dich nicht verpflichtet.«

Und gegenüber der Mutter von Jessicas bester Freundin könnte es so klingen:

»Darf ich dich mal etwas fragen? Unsere Kinder verstehen sich wirklich gut und sie spielen gern zusammen. Daher habe ich überlegt, dass ich mich mal an dich wende. Um ehrlich zu sein, stecke ich gerade in einer seelischen Krise, ich habe Probleme, die ich allein nicht in den Griff bekomme. Ich habe schon alles Mögliche versucht und Klaus und die Kinder helfen auch mit. Ein Teil des Problems ist meine Schlaflosigkeit, weil ich oft aus dem Grübeln nicht rauskomme. Ich habe dann am anderen Tag überhaupt keine Kraft und Energie, wenn Klaus nicht da ist. Ich nehme deswegen ein paar zusätzliche Arzt- und Therapeutentermine wahr, damit ich da wieder herauskomme. Meinst du, es wäre möglich, dass Jessica bei euch an einem Tag am Wochenende übernachtet? Es wäre mir eine große Hilfe, weil ich morgens dann vor den Kindern nicht so tun muss, als ob alles super ist. Klaus kann dann mit Dominik etwas unternehmen und ich könnte etwas Schlaf nachholen oder zum Schwimmen gehen. Das soll ich machen, hat meine Ärztin gesagt. Bitte sag nein, wenn das jetzt zu viel ist. Wir finden dann sicher eine andere Lösung.«

Die andere Person sollte wissen, dass sie wirklich ablehnen kann, damit der Druck nicht zu groß wird. Und es fühlt sich für Helfende immer besser an, frei entscheiden zu können. Auch der Zusatz, dass die Betroffenen sich bereits um Hilfe bemühen, ist wichtig, damit Helfende nicht den Eindruck bekommen, dass alles auf ihren Schultern abgeladen werden soll.

Als Angehöriger, im Beispiel Klaus, könnte die Anfrage bei seinem Freund so aussehen:

»Du, ich habe ein Problem. Meiner Frau geht es gesundheitlich nicht gut und sie muss ein paar Wochen in eine Klinik. Ist was Psychisches. Ich übernehme in der Klinikzeit Haushalt und Kinder komplett. Ich kann gleichzeitig nicht zuverlässig das Fußballtraining für unsere Jungs machen. Könntest du das vielleicht in der Zeit übernehmen? Das wäre uns eine große Hilfe. Wenn das nicht geht, finde ich eine andere Lösung/kann ich noch den xy fragen.«

Fragt die Person, was los sei, wählen Sie die Tiefe des Gesprächs, wie es der Beziehung entspricht. Einer guten Freundin gibt man wahrscheinlich mehr preis als einem Fußballkumpel oder einer »nur« Nachbarin.

Sie können neben Ihrem Dank in Aussicht stellen, dass Sie sich gerne bei passender Gelegenheit revanchieren werden. Auch wenn dies nur eine Floskel sein mag, denn wer weiß schon, wann und ob dies möglich sein wird, ist die Geste für die Helfenden eine Anerkennung ihrer Hilfe. Und es kann bei Ihnen das unangenehme Gefühl mindern, jemandem zu Last zu fallen – viele empfinden bei der Bitte um Hilfe Schuldgefühle.

Bei einer vagen Antwort oder Ablehnung ist es wichtig, nicht den Mut zu verlieren und sich auf das soziale Atom zu besinnen, in dem noch weitere Personen stehen.

Für wie lange wird Hilfe nötig sein?
Prognosen bei psychischen Problemen abzugeben, ist grundsätzlich schwierig. Die Krankheitsverläufe und Genesungswege sind sehr unterschiedlich und hängen von zahlreichen Faktoren ab. Wir können jedoch Durchschnittswerte angeben:

Bei einigen Erkrankungen wie der akuten Psychose oder schizophrenen Erkrankung, der Manie, den schweren Formen der Depression und der bipolaren Erkrankungen erfolgt die Behandlung oft akut *stationär* in einer psychiatrischen oder psychotherapeutischen Klinik. Die durchschnittliche Verweildauer beträgt circa sechs Wochen. Hier gibt es aber Ausreißer nach oben wie unten. Bei den meisten psychischen Erkrankungen muss man mit circa vier Wochen rechnen.

Wenn die Familie kleine Kinder und / oder Haustiere hat, ist es bei der Frage nach Unterstützung wichtig abzuklären, ob jemand auch in so einer Situation unterstützen kann. Häufig sind hier Angehörige gefragt (Eltern, Geschwister, Partner*innen), die auch vor Ort übernachten können. Eventuell braucht es auch die Kombi mehrerer Personen, z. B. einer zusätzlichen Familienpflegerin, die den oder die berufstätige Partner*in unterstützt bei Haushalt und Kinderbetreuung.

Auf die Phase der Akutbehandlung folgt in aller Regel die längere Phase der eigentlichen *Behandlung*. Diese wird meist ambulant durchgeführt, in besonderen Fällen auch stationär. Was das passende Setting ist, hängt von der Art der Erkrankung, der Belastbarkeit, dem Wunsch nach einem geschützten Rahmen und der Eingebundenheit in ein soziales Umfeld ab.

Die therapeutischen und rehabilitativen Prozesse dauern *stationär* circa drei bis sechs Monate. *Ambulant* ist die Behandlungsintensität nicht so hoch, in der Regel eine bis maximal zwei Stunden pro Woche, und dauert dementsprechend länger, zwischen einem und drei Jahren.

In der stationären Version wird, wie bei der Akutbehandlung, umfangreiche Unterstützung benötigt. In der ambulanten Therapiephase sind es vor allem punktuelle Unterstützungen, damit Behandlungstermine wahrgenommen werden können. Diese ziehen sich jedoch länger hin.

Eine besondere Situation gibt es bei den substanzgebundenen Süchten: der (körperliche) Entzug. Dieser erfolgt immer in einem Krankenhaus und dauert ein bis drei Wochen. Erst danach geht es zur eigentlichen Therapie, der Entwöhnungsbehandlung in einer Rehabilitationseinrichtung, die wiederum stationär drei bis sechs Monate dauert. Soll dies nachhaltig funktionieren, muss die Zeit der Abwesenheit der Betroffenen gut geplant werden. Eine Alternative bei Personen in einem einigermaßen stabilen Umfeld (Kontakte und Arbeit) ist die ambulante Rehabilitation, bei der die Termine über einen längeren Zeitraum gestreckt sind.

Das oben Beschriebene betrifft die Behandlungszeiten. Aber auch die Schweregrade einer Erkrankung spielen eine Rolle bei der Frage, für wie lange potenzielle Helfer*innen angefragt werden sollten. Auch wenn kein Fall dem anderen gleicht, kann das folgende Schema als grober Anhaltspunkt für die Dauer häufiger psychischer Beschwerden dienen.

Durchschnittliche Behandlungsdauer nach Schweregrad der psychischen Erkrankung

- Schizophrenie, Wochenbettpsychose, Manie, Bipolar-I-Störung (die in Kap. 1.5 erläuterte manisch-depressive Erkrankung), schwere Suchterkrankung, schwere Depression, dissoziative Identitätsstörung, Zustand nach Suizidversuch, schwere Persönlichkeitsstörungen, lebensbedrohliche Essstörungen (v. a. Anorexie), schwere Zwangserkrankungen, Zustand nach schwerer Traumatisierung:
  - mindestens 6 bis 12 Monate; in akuter Phase stationärer Aufenthalt und medikamentöse Behandlung erforderlich, anschließend ambulante psychotherapeutische, eventuell auch längerfristige psychiatrische Begleitung notwendig
- Mittelgradige Depression und mittelgradige Bipolar-II-Störung (hier ist die Manie schwächer ausgeprägt als bei der Bipolar-I-Störung), Angsterkrankungen (Panikstörung, Agoraphobie, generalisierte Angststörung), mittelgradig ausgeprägte Persönlichkeitsstörungen sowie posttraumatische Belastungsstörungen, weniger schwere Suchtverläufe, Wochenbettdepression:
  - mindestens 3 bis 9 Monate; in akuter Phase eventuell medikamentöse Mitbehandlung zu psychotherapeutischer Behandlung
- Leichte Depression sowie Angststörungen (spezifische Phobie, leichte Formen der sozialen Phobie), Belastungs- und Anpassungsstörungen, anhaltende Trauerreaktionen:
  - wenige Wochen bis (in leichter Form) mehrere Monate; die Dauer hängt hier von der psychotherapeutischen Hilfe sowie vom Grad der Beeinträchtigung durch die Symptome ab

Hilfe von Haustieren und Verstorbenen?

Sie werden sich vielleicht gewundert haben, dass bei dem sozialen Atom (s. Abb. 7, S. 81) auch Haustiere und sogar bereits verstorbene Menschen auftauchen dürfen. Was hat es damit auf sich?

Haustiere sind nachweislich entspannungsfördernd. Sie sind unsere ständigen Begleiter. Viele Menschen fühlen sich daher von Ihnen unterstützt und »verstanden.« Auch die einfache Form, eine wohltuende Berührung zu erleben, hilft besonders bei den »kuschelbaren« Haustieren wie Hunden und Katzen weiter in Situationen seelischer Not.

Und wie können uns die Verstorbenen helfen? Alles, was in der Welt um uns herum geschieht, ist in unserem Gehirn durch innere Bilder repräsentiert. Wenn wir positive Erlebnisse mit z. B. der Großmutter haben, wird dies in uns gespeichert. Ist diese Person nicht mehr da, wir uns aber an die Kontakte erinnern, ist die Wirkung ähnlich wie ein gutes Gespräch mit einem Freund oder einer Schwester. Diese Erinnerungen können wir bewusst abrufen, die Momente imaginieren und somit Unterstützung in der stressvollen Zeit erhalten.

4.2 Hilfesuche bei Fachkräften: Therapie und Beratung

Der erste große Schritt ist gemacht, wenn die psychisch erkrankte Person sich mitteilt. Der zweite große Schritt, wenn das Paar oder alle in der Familie darüber sprechen können. Eventuell gelingt dies sogar gemeinsam als Familie. Ältere Kinder verstehen mehr als jüngere, psychisch reifere und stabilere mehr als sehr anhängliche und kindliche. Spätestens wenn die Familie Bescheid weiß, ist der Weg offen, sich professionelle Hilfe zu suchen. Dies ist der Abschied von dem erschöpfenden Motto »Wir müssen uns nur alle sehr anstrengen, dann schaffen wir das schon« hin zu einer konstruktiven und nachhaltigen Lösung.

Aber wohin kann der Weg gehen? Das Hilfesystem ist sehr ausdifferenziert und es ist nicht so einfach, gleich die passenden Stellen zu finden. Und was für den einen in der Familie passend ist, ist es für die andere nicht. Die Familie muss sich die Frage stellen: Wer braucht jetzt eigentlich was? In Abbildung 9 wird dies anhand der Familie Bach veranschaulicht.

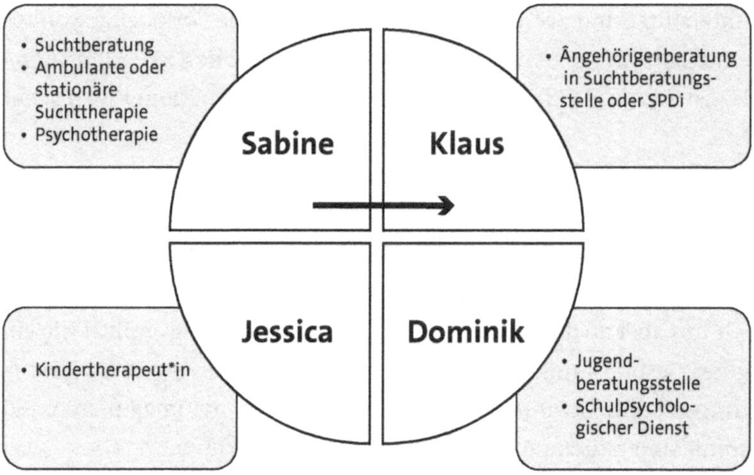

Abb. 9 Wer kann wo Hilfe erhalten in der Familie Bach (s. Kap. 1.1)?

Wo ist Hilfe zu finden?

Viele Suchen starten heute im Internet. In jeder Stadt gibt es entsprechende Hilfsangebote, die entweder über die Stichworte »psychische Krankheit« oder »seelische Krise« gefunden werden können oder direkt bei einem Hilfeportal wie der Stiftung Gesundheitswissen (https://www.stiftung-gesundheitswissen.de/gesundes-leben/psyche-wohlbefinden/hilfe-bei-psychischen-problemen).

Wer schon eine Vorstellung davon hat, welche Hilfeangebote passen könnten, egal ob als Angehörige*r oder als Betroffene*r, kann sich an folgende Einrichtungen und Beratungsstellen wenden.

Beratungsstelle für psychische Gesundheit / sozialpsychiatrischer Dienst. Hier arbeiten Menschen, die niederschwellig, kurzfristig und kostenlos Gesprächsangebote für psychisch belastete Menschen und ihre Angehörigen machen. Sie sind zuständig bei allen Themen, die mit psychischer Gesundheit und Krankheit, mit seelischen Krisen zu tun haben. Auf Wunsch kann die Beratung auch anonym erfolgen. Manche dieser Beratungsstellen machen auch Hausbesuche, wenn Betroffene nicht selbst kommen können. Für Kinder und Jugendliche gibt es hier wenig spezifische Angebote. Sie finden am ehesten bei Beratungsstellen für Eltern, Kinder und Jugendliche Hilfe. Für Menschen ab 60 gibt es spezifische Angebote, die Gerontopsychiatrischen Beratungsstellen. Handelt es sich um akute Situationen, helfen die bundesweiten Krisendienste.

Suchtberatungsstelle / Fachambulanz für Suchterkrankungen. Hier arbeiten Fachkräfte, die niederschwellig, kurzfristig und kostenlos Gesprächsangebote im Bereich von Suchtproblemen machen. An diese Stellen kann man sich wenden, wenn eine Sucht oder Abhängigkeit das Thema ist, also z. B. Alkohol- oder Tablettenabhängigkeit, Drogen- und Rauschmittelsucht (legal und illegal), Spiel-, Online- und Sexsucht, manchmal auch Essstörungen (Magersucht, Bulimie, Binge-Eating, Adipositas).

Ehe-, Familie- und Lebensberatungsstelle. Der Rahmen ist bei diesem Beratungsangebot weit gesteckt. Die psychische Erkrankung steht nicht im Vordergrund, sondern eher die gemeinsamen Themen als Paar und Familie oder eben auch die Belastungen des Lebens. Auch dieses Angebot ist in der Regel kostenlos.

Erziehungsberatungsstelle / Beratungsstelle für Eltern, Kinder und Jugendliche. Diese niederschwelligen und kostenlosen Angebote können in Anspruch genommen werden, wenn es zwischen Eltern und Kindern zu Konflikten oder anderen Problemen kommt. Dies können Erziehungsfragen sein, schulische Probleme oder Probleme beim Freizeitverhalten, oder Konflikte eines Kindes mit dem Verhalten oder der Auffälligkeit eines Elternteils.

Telefonseelsorge. Unter den Telefonnummern 0800 1110111 und 0800 1110222 erhalten Betroffene und Angehörige telefonisch Soforthilfe in allen Belangen des Lebens. Die telefonische Hotline ist 24 Stunden 7 Tage die Woche erreichbar. Sie ist anonym und kostenlos. Es werden auch Mail- und Chatberatungen angeboten. Ein muslimisches Seelsorgetelefon ist rund um die Uhr unter 030 443509821 erreichbar.

Koordinationsstelle für Psychotherapie. Unter der bundesweiten Telefonnummer 116117 ist eine Stelle erreichbar, die Betroffenen hilft, ein passendes psychotherapeutisches Angebot und verfügbare Psychotherapieplätze in ihrer Nähe zu finden.

Psychotherapeut*innen. Dies ist keine Beratungsstelle, sondern es handelt sich um in Praxen niedergelassener Fachkräfte, die Fachwissen haben über das Thema psychische Krankheit und ihre Behandlungsmöglichkeiten. Die Angebote werden in der Regel über die gesetzlichen und privaten Krankenkassen sowie über Berufsgenossenschaften abgerechnet. Psychotherapeut*innen bieten einerseits Abklärungsgespräche, andererseits mittel- und längerfristige psychotherapeutische Hilfen an. Psychotherapeut*innen haben unterschiedliche Ausbildungen und Schwerpunkte, die in einem Erstkontakt erfragt werden können.

Selbsthilfegruppen. In Selbsthilfegruppen (SHG) treffen sich von bestimmten Themen betroffene Personen oder auch Angehörige. Der Besuch von SHG ist freiwillig und kostet in der Regel nichts. Manchmal gibt es eine*n Moderator*in. In jeder größeren Stadt gibt es solche Angebote für verschiedene Krankheitsbilder. Die Anonymen Alkoholiker (AA) sind die bekanntesten.

Wenn es keine Beratungsstelle in der Nähe gibt. In dem Fall kann man sich direkt bei *Trägern der freien Wohlfahrtspflege* erkundigen, z. B. bei der Caritas, der Diakonie, der Arbeiterwohlfahrt oder dem Deutschen Paritätischen Wohlfahrtsverband. Auch die *Soziale Beratung* an Landratsämtern oder bei der Stadt kennt Beratungsstellen, deren Kontaktdaten sie weitergeben kann.

Jugendämter haben Beratungsfunktion für Familien. Sie haben aber auch einen Jugendhilfe- und Schutzauftrag. Sie können hier einen Termin vereinbaren, dem*der Berater*in Ihre persönliche Situation schildern und Ihren Hilfewunsch äußern, wenn Sie diesen schon genau benennen können (z. B. Lerntherapie für Ihr Kind oder eine Familienhilfe für Sie). Wenn Sie unsicher sind oder Angst haben, welche Konsequenzen Sie dort erwarten könnten, bereiten Sie diesen Schritt mit einer anderen Expertengruppe vor: Kinder- und Jugendlichenpsychiater*innen und Kinder- und Jugendlichenpsychotherapeut*innen können Ihnen eine Einschätzung geben, ob Sie und Ihre Kinder Bedarf aus der Jugendhilfe haben und wie dieser aussehen könnte. Diese Schritte können kleiner oder größer ausfallen. Einer Familienhilfe werden Sie leichter zustimmen können als einem möglichen Umzug Ihres Kindes in eine Jugendhilfe-Wohngruppe. Die Kinder- und Jugendlichenpsychiater*innen und Kinder- und Jugendlichenpsychotherapeut*innen unterliegen der Schweigepflicht und handeln nicht ohne Ihr Wissen oder Ihren Auftrag.

Wenn es gerade ganz schlimm und / oder dringend ist

Ist die Lage der psychisch kranken Person so angespannt, dass sich aller Wahrscheinlichkeit nach keine Beruhigung herstellen lässt, kann eine *Instituts- oder Klinikambulanz* aufgesucht werden. Psychiatrische Krankenhäuser haben solche Ambulanzen oder auch *Krisen- und Akutstationen*. Dort ist für akute Krisen geschultes Personal, das auch Medikamente verabreichen oder verordnen kann. Ist die Konsultation einer Ambulanz nötig, ist es wichtig, dass die betroffene Person sich dort nicht allein hinbegibt, sondern von einer Person des Vertrauens begleitet wird. Dies kann eine erwachsene Angehörige, aber auch ein*e Freund*in sein. Die Kinder sollten in so einem Fall nicht allein zuhause bleiben, sondern eine Person an ihrer Seite haben, die auf Verunsicherungen und Ängste eingehen kann.

Besteht eine *akute Fremd- und Selbstgefährdung*, ist also das Leben einer Person in Gefahr, gilt es, schnell und entschlossen zu handeln. Hier ist der erste Kontakt der zur Polizei. Sie kann helfen, wenn jemand äußert oder andeutet, seinem Leben ein Ende zu setzen (explizit: »Ich gehe jetzt und hänge mich auf«; implizit: »Das Leben ist für mich sinnlos, allen geht es besser, wenn ich nicht mehr da bin«). Aber nicht nur bei der Selbstgefährdung (Suizidalität), auch bei der Fremdgefährdung, also einer Bedrohung eines anderen Menschen (Androhung: »Ich bringe dich um« oder auch schwere körperliche Gewalt gegen Angehörige), ist die Polizei die erste Ansprechperson. Nur sie darf in solchen Situationen handeln.

Wenn die Selbst- oder Fremdgefährdung nicht so eindeutig, die Lage aber dennoch brenzlig ist und Angehörige nicht weiterwissen, kann der *psychiatrische Krisendienst* helfen, der flächendeckend in den Bundesländern jeweils unter einer einheitlichen Rufnummer zu erreichen ist. Die passende Rufnummer kann im Internet gefunden werden unter den Suchbegriffen »psychiatrischer Krisendienst«. Der Krisendienst klärt zunächst telefonisch ab, welche Hilfe akut benötigt wird. In dringenden Fällen wird ein mobiles Einsatzteam zu den Betroffenen nach Hause geschickt, die vor Ort in den Familien helfen. Auch wenn eine Einweisung in eine Klinik notwendig ist, kann der Krisendienst behilflich sein.

Und danach?

Was geschieht, nachdem Menschen ein Hilfsangebot in Anspruch genommen haben? Die gute Nachricht lautet: Für die meisten Menschen ist die akute Krankheitsphase vorbei und der Alltag kehrt wieder ein. Manche Menschen sind und fühlen sich danach gesund, auch wenn manchmal eine Unsicherheit zurückbleibt, dass sich die schwierige Situation wiederholen könnte. Für manche ist es sogar so, dass sie sich durch die Bewältigung der Krise gestärkt fühlen. In der Fachsprache heißt das *posttraumatisches Wachstum*.

Für andere Menschen war es ein Rezidiv, also ein Symptom, das sich wieder gezeigt hat. Und wenn dies schon öfters passiert ist, ist die Wahrscheinlichkeit nicht so gering, dass es in Belastungssituationen noch einmal auftauchen kann.

Bei den meisten psychischen Erkrankungen ist das Risiko einer dauerhaften Erkrankung, also einer Chronifizierung, nicht sehr groß. »Bei den meisten« bedeutet aber auch, nicht bei allen. Besonders die schwereren Erkrankungen, die im ersten Aufzählungspunkt des Kastens »Durchschnittliche Behandlungsdauer nach Schweregrad der psychischen Erkrankung« genannt sind (s. S. 88), haben ein größeres Risiko, dass ein Residuum, ein Rest bleibt, oder dass die Symptome immer mal wieder kommen im Leben oder die Betroffenen dauerhaft beeinträchtigen.

Bei den Menschen mit psychotischen Erkrankungen gibt es die so genannte Drittelregel: Ein Drittel der erstmalig Erkrankten werden wieder so gesund, dass sie in ihrem zuvor ausgeübten Beruf arbeiten können, ein Drittel kann in den Beruf mit Hilfen zurück und ein Drittel wird dauerhaft nicht arbeitsfähig sein. Arbeit ist nicht alles, aber das Merkmal der Arbeitsfähigkeit kann als Anhaltspunkt dafür dienen, wie wahrscheinlich es ist, wieder zu erkranken oder wieder ganz fit zu werden.

Zu welcher Gruppe Sie gehören, kann keine Fachperson und können auch Sie nicht vorhersagen. Allein diese Unsicherheit kann so belasten, dass eine psychotherapeutische Hilfe guttun kann.

Arbeitsblatt »Mein soziales Atom«

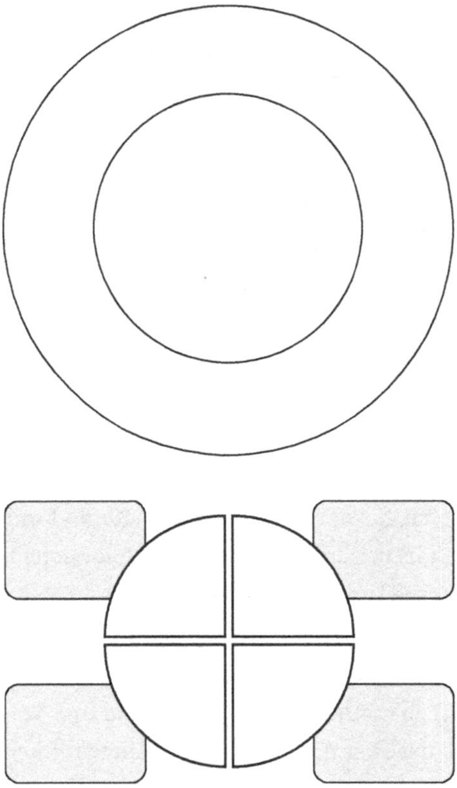

Liste der Personen und Ressourcen

5 Bindung und Gefühlsregulation

Wir möchten nun mit Ihnen weiter in die Welt der Gefühle eintauchen. Hierbei soll es um die Gefühlswelt in Familien mit einem psychisch kranken Elternteil gehen. Das heißt, wir beleuchten das Thema *Gefühle* im Beziehungsfeld »Eltern – psychische Erkrankung – Kinder«.

In diesem Ratgeber geht es um psychische Erkrankungen und ihre Auswirkungen auf das Familienleben. Sind Sie selbst als Elternteil von einer psychischen Erkrankung oder einer Suchterkrankung betroffen, stellen sich all die familiären Aufgaben beim Großwerden Ihres Kindes ebenso wie bei einer psychisch stabilen Person. Man könnte sagen, der Entwicklungsdruck Ihres Kindes nimmt keine Rücksicht auf Ihre Krankheit. Ob Sie gerade in einer schweren depressiven Episode stecken oder Ihre Frau sich von Ihnen getrennt hat, ist Ihrem Kind mit seinen emotionalen Bedürfnissen recht gleichgültig. Es braucht Sie, unabhängig von Ihrer psychischen Erkrankung, als möglichst verlässlichen und stabilen Erziehungsbegleiter an seiner Seite. Und der muss vieles aushalten können.

Wie soll das gehen können? Wir wollen Sie mit unseren offenen Worten nicht erschrecken oder demotivieren. Wir möchten Ihnen Mut machen. Mut, sich Hilfe zu holen, für sich selbst, aber auch für Ihr Kind, Ihre Elternrolle. Und dazu gehört das Erkennen und Sich-Eingestehen: »Wann brauche ich Hilfe und wie kann diese Hilfe aussehen?"

Alle Hilfeformen, auf die wir Sie in diesem Ratgeber aufmerksam machen möchten, brauchen Zeit, um sich in ihrer stützenden und helfenden Wirkung entfalten zu können. Haben Sie Geduld und Vertrauen. Für die Zwischenzeit, das Hier und Jetzt, empfehlen wir Ihnen die Übungen in diesem Ratgeber und die aufgeführten Hilfestellungen für den Alltag mit Ihrem Kind. Natürlich dürfen Sie das Geschriebene auch gerne für sich selbst verwenden.

Psychische Erkrankungen sind, umgangssprachlich ausdrückt, Fehlstellungen unserer Gefühlswelt, z. B. können wir, wenn wir depressiv sind, keine Freude empfinden in Situationen, in denen die meisten Menschen sich freuen würden. Insbesondere für Kinder, die mit einem psychisch kranken Elternteil aufwachsen, ist dies schwierig, denn sie brauchen ihre Eltern als sichere Basis, um sich sozial-emotional entwickeln zu können, und sie brauchen sie, um zu lernen, ihre Gefühle zu regulieren. Um diese beiden Aspekte soll es in diesem Kapitel gehen: Bindung und Gefühlsregulation.

5.1 Bindung

Was meint eigentlich Bindung?

Nach dem Bindungspionier John Bowlby (1969) ist Bindung »das gefühlsgetragene Band, das eine Person zu einer anderen spezifischen Person anknüpft und das sie über Raum und Zeit miteinander verbindet.«

Ein Kind wird in das Gefüge seiner Familie hineingeboren. Es ist zu Beginn allein nicht überlebensfähig. Es bedarf in den ersten Lebensmonaten und -jahren der Liebe, Sicherheit und Versorgung durch erwachsene Bezugspersonen, dies sind meist die Eltern, auch Bindungspersonen genannt.

Durch ein angeborenes Motivationssystem, dem Bindungssystem, nimmt der Säugling Kontakt zu den ihn versorgenden Menschen auf. Durch den wiederholten Kontakt über Körper, Sprache und Gefühle entsteht eine Bindung zwischen Eltern und Kind, ein Band, das Ihr Kind immer mit Ihnen verbindet. Wie diese Bindung aktiviert wird, veranschaulicht der Kreis der Sicherheit (s. Abb. 10). Die Eltern sind links in der Abbildung als sicherer Hafen abgebildet. Fühlt sich das Kind sicher und geborgen, beginnt es, sich von den Eltern zu lösen, um die Umwelt zu erkunden – es folgt seinem Explorationsbedürfnis. Diese Exploration geschieht zu Beginn noch im kleinen Radius mit Sichtkontakt und erweitert sich über die Lebensspanne zu längeren und weiteren Abwesenheiten von der Bezugsperson (Klassenfahrten, Auszug aus dem Elternhaus usw.). Bekommt nun das Kind aufgrund der Entfernung vom sicheren Hafen Angst, wird sein Bindungsbedürfnis aktiviert, es läuft zurück zu den Eltern und beruhigt sich. So pendelt es, wie auch wir Erwachsenen, zwischen der Erkundung der Welt und dem sicheren Hafen.

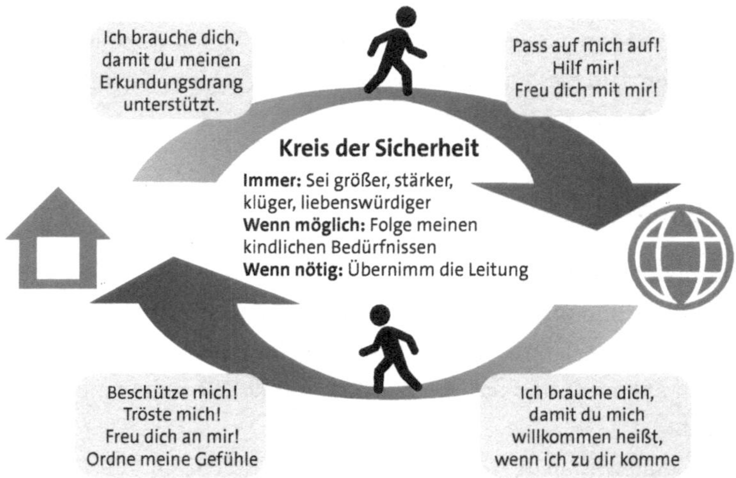

Abb. 10 Kreis der Sicherheit. Viele gute Informationen für Erwachsene finden sich auf der Internetseite der Resources for Parents – Circle of Security International (Grafik in Anlehnung an Circle of Security)

Bindungsstile

Bindungsforscher haben folgende vier Interaktionsmuster zwischen Eltern und Kindern, sogenannte Bindungsstile, ausgemacht (Quelle der Häufigkeiten der Bindungsstile: Ainsworth et al., 1978):

Der sichere Bindungsstil: Diesen Bindungsstil haben wir bereits oben beschrieben. Das Kind fühlt sich sicher bei der Bindungsperson, z. B. dem Vater. Hat es das Bedürfnis, seine Umgebung zu erforschen, z. B. den Sandkasten, dann läuft es dahin und spielt. Und wenn es Angst bekommt oder sich unsicher fühlt, kehrt es wieder zurück zum Vater, dieser beruhigt das Kind, gibt ihm Sicherheit. Bei diesem Muster werden beide Grundmotivationen des Kindes erfüllt: die Nähe und Bindung zu den Eltern und der Erkundungs- und Lerndrang. Über die Hälfte der Eltern-Kind-Beziehungen zeichnen sich durch diese Bindungsqualität aus.

Der unsicher-vermeidende Bindungsstil: Bei dieser Bindungsqualität vermeidet das Kind die Nähe zur Bindungsperson. Es erkundet die Welt, bei Angst oder Verunsicherung kehrt es nicht zum Elternteil zurück, es beschäftigt sich zur Ablenkung z. B. mit Spielzeug. Diese Kinder zeigen eine sogenannte *Pseudounabhängigkeit* von der Bezugsperson. Sie haben meist eine Bezugsperson, die Schwierigkeiten hat, Nähe zuzulassen, sie ist emotional eher distanziert. Etwa 15 % der Eltern-Kind-Beziehungen weisen diese Bindungsqualität auf.

Der unsicher-ambivalente Bindungsstil: Bei diesem Stil ist die Bezugsperson mal liebevoll, mal ablehnend oder ignorierend oder sie reagiert sogar strafend auf die Bedürfnisse des Kindes. Sie ist nicht verlässlich oder vorhersehbar in ihrem Fürsorgeverhalten. Das Kind kann nicht einschätzen, wann sie wie reagiert. Deshalb entwickelt es große Unsicherheit und Angst vor dem Verlassenwerden und klammert sich an die Bezugsperson, ist aber gleichzeitig wütend oder ablehnend. Etwa 15 % der Eltern-Kind-Beziehungen weisen diese Bindungsqualität auf.

Der desorganisierte Bindungsstil: Das Elternteil bietet dem Kind keine Sicherheit, sondern wird selbst zur Quelle von Angst und Unsicherheit; er ist abweisend, bedrohlich, auch gewalttätig, kann jedoch auch manchmal fürsorglich sein. Desorganisiert gebundene Kinder haben keine klare Strategie im Umgang mit Nähe und Distanz. Sie können plötzlich erstarren, sich rückwärts der Bezugsperson annähern, das Gesicht verdecken, wenn sich die Bezugsperson nähert, oder Nähe bei fremden Personen suchen. Diese Kinder haben keine klaren Strategien, um auf Menschen zuzugehen oder sich zu schützen. Etwa 5 % der Eltern-Kind-Beziehungen weisen diese Bindungsqualität auf.

Bindung zwischen psychisch erkrankten Eltern und Kind: Elternsein mit Einschränkungen

Die psychische Erkrankung eines Elternteils bedeutet nicht zwangsläufig die Entwicklung eines ungünstigen Bindungsstils. Aber für psychisch erkrankte Eltern ist es im Vergleich zu nicht kranken Eltern eine größere Herausforderung, ihre elterlichen Aufgaben zu erfüllen.

Affektive Beziehungsaufnahme (Rolle als Bindungsperson). Sie sind die primäre Bindungsperson Ihres Kindes, das bedeutet, Sie sind emotional eng verbunden: Sie fühlen Ihre Gefühle gegenseitig besonders stark, sind sich sehr wichtig. Je näher uns ein Mensch jedoch ist, desto stärker testet er seine Bindung zu uns. Über diesen »Beziehungstest« will er also etwas über die Qualität der Beziehung herausfinden. In jedem Konflikt steckt die Frage: »Hältst du mich auch so aus? Liebst du mich noch, wenn ich mich so eklig verhalte, wie ich es gerade tue? Hält unsere Beziehung nur an guten Tagen?«

Kinder sind darauf angewiesen, dass ihre Eltern ihre Gefühle gut wahrnehmen und darauf angemessen reagieren können. Wenn z. B. das Kind traurig ist, sollten sie dies erkennen und es trösten können. Diese emotionale Kommunikation ist bei Eltern mit einer psychischen Erkrankung reduziert oder verzerrt. Eine depressive Mutter wird weniger auf ihr Kind emotional eingehen können. Einem Vater, der aufgrund einer Angststörung das Haus nicht verlassen kann, wird es schwerfallen, sein Kind in seinem Erkundungs- und Bewegungsdrang zu unterstützen.

Vermittlung von Emotionen (Rolle als Gefühle-Dolmetscher*in). Eltern sind wichtige Lehrer*innen in Sachen Gefühle: Zu Beginn geht es um das Lernen, was eigene Gefühlserlebnisse bedeuten: »Du bist traurig« oder »Du bist stolz«. Dann geht es um das Erkennen der Gefühle bei den Mitmenschen: »Ich denke, dass deine Freundin den gelben Wackelpudding eklig findet.« Und schließlich darum, das emotionale Geschehen in Beziehungen zu verstehen: »Dein Freund ist wütend auf dich, wenn du seine Sandburg kaputt machst.«

Zur emotionalen Begleitung gehören eine fürsorgliche und einfühlsame Grundhaltung gegenüber dem Kind sowie die Bereitschaft, eigene Bedürfnisse zurückzustellen.

Aufgabenerfüllung (Rolle als Versorger*in). Sie sind als Eltern zudem die primären versorgenden Personen für Ihr Kind. Jedes Essen, jedes Kleidungsstück, jeder Gebrauchsgegenstand kommt in der Regel von Ihnen oder mit Ihrer Zustimmung. Sie tragen somit über eine lange Zeit eine große Verantwortung für einen anderen Menschen. Und besonders die vielen kleinen Alltagsdinge bieten Möglichkeiten für Streit in Familien und kosten viel Kraft. Kraft, die Ihnen in einer Familie mit psychischer Erkrankung meist fehlt. Sie brauchen Ihre Kraft, um den Alltag zu bewältigen. Wütende oder traurige Kinder sind da oft ein Zu-Viel. Manchmal kommen noch besondere körperliche oder seelische Bedürfnisse des Kindes hinzu, die ebenfalls versorgt werden müssen: Die Zähne Ihres Kindes wachsen nicht richtig im Kiefer, so dass eine kieferorthopädische Behandlung nötig ist. Ihr Kind hat in der Schule Probleme mit der Aufmerksamkeit. Die Ärzte raten zu einer medikamentösen Behandlung. Wenn Sie jedoch beispielsweise an einer Angsterkrankung leiden und die Wohnung gar nicht verlassen können, werden die Alltagsbelastungen im Familienleben besonders herausfordernd.

Vermittlung von Kommunikation (Rolle als Sprachlehrer*in). Eltern sind die wichtigsten Sprachlehrer*innen für ihr Kind. In der Familie werden Wörter, Sätze in ihrer Grammatik sowie Sprichwörter und Glaubenssätze gelernt. So wie mit ihm gesprochen wird, wird es auch mit der Welt außerhalb der Familie verbal in Kontakt treten.

Kontrolle (Rolle als Erzieher*in). Sie sind als Eltern auch Erziehungsperson, das heißt, Sie müssen Entscheidungen zum Wohle Ihres Kindes treffen, die Ihr Kind nicht immer versteht und gegen die es manchmal auch aufbegehrt. Warum gibt es kein Eis zum Frühstück? Warum sein Zimmer aufräumen und Hausaufgaben machen? Was ist so schlecht an Alkohol und Zigaretten? Das heißt, Sie müssen Erklärungsarbeit leisten, und wenn die Einsicht beim Kind ausbleibt, die Regel trotzdem durchsetzen. Beispiel: Ihr 3-jähriges Kind will im Winter keine Mütze aufsetzen, hatte aber gerade erst eine Mittelohrentzündung. Sie sind bereit, Ihr Kind zwischen zwei Mützen wählen zu lassen. Aber die Mütze muss aufgesetzt werden. Da dies durchaus ein mehrminütiger Prozess mit viel Protest seitens Ihres Kindes sein kann, bringt auch eine solche kleine Alltagssituation psychisch kranke Eltern leicht an ihre Grenzen. Eine psychisch kranke Mutter, die es morgens selbst kaum schafft aufzustehen, wird kaum die Kraft haben, ihr Kleinkind davon zu überzeugen, dass es notwendig ist, die Mütze zu tragen.

Nicht alle Eltern schätzen diesen Teil ihrer Elternschaft, die Kontrolle. Egal ob Handy, Hausaufgaben, Ausgehzeiten; es geht nicht ganz ohne die elterliche Begrenzung. Eltern stellen Regeln auf, von denen sie überzeugt sind, dass sie ihrem Kind zuträglich sind. Manche dieser Regeln stoßen auf Widerstand des Kindes, es versucht, diese Regeln zu umgehen. Hier bedarf es der Präsenz und Konsequenz der Eltern, dass diese trotzdem eingehalten werden.

Vermittlung von Werten und Normen (Rolle als Ethik-Lehrer*in). Jede Familie hat sie: persönliche Werte und Normen, die für das Leben und Handeln im Miteinander wichtig sind. Kinder kommen zwar ohne das Wissen um diese kulturell geformten Werte auf die Welt, aber sie besitzen ein angeborenes Empfinden von Gerechtigkeit. Dieses wird durch das familiäre Leben und den Eltern als Vorbild und Coach zu eigenen Werten und Normen des Kindes entwickelt.

Akzeptanz der Trennung (Rolle außerhalb der Familie). Sie sind aber auch eine erwachsene Person außerhalb der Eltern- und Familienrolle, als berufstätiger Mensch, als Partner*in in einer Lebensgemeinschaft, als Sportler*in, als Musiker*in und auch, da Sie diesen Ratgeber lesen, als Betroffene*r oder Angehörige*r eines psychisch kranken Menschen. Diese Lebensbereiche oder Rollen können mit der Elternrolle in Konkurrenz treten oder sie behindern. Wenn Sie arbeiten, können Sie nicht bei Ihrem Kind sein. Wenn Sie aufgrund Ihrer Erkrankung in eine Klinik müssen, können Sie nicht gleichzeitig für Ihr Kind da sein. Diese Aspekte und das darin enthaltene Spannungsfeld kennen viele Eltern. Sie erleben dies zum Teil als Schuldgefühl, dem Gefühl, nicht allen Bereichen Ihres Lebens gerecht zu werden. Und manchmal erleben Sie auch die Wut und Enttäuschung Ihres Kindes: »Dein doofer Beruf ist dir viel wichtiger als ich!«

Rolle der psychisch kranken Person. In Familien mit psychischer Erkrankung kommt noch eine weitere Rolle hinzu: die psychische kranke Person. Auch diese absorbiert Kräfte, die für das Beziehungs- und Gefühlsleben gebraucht werden. Da sie lange unsichtbar und unverstanden bleiben, richtet sich die Wut in der Familie dann auf andere Rollen oder Themen, dies sind meist die Daily Hassles. Psychisch kranke Eltern zeigen im Bindungs- und Beziehungsverhalten zu ihren Kindern Einschränkungen wie passives Verhalten, begrenzte Ausdrucksfähigkeit eigener Gefühle und eigener Bedürfnisse sowie Nicht-Erreichbarkeit für ihr Kind.

Je nach Schwere und Dauer der psychischen Erkrankung erfüllen kranke Eltern die versorgenden Aufgaben für ihre Kinder dann unterschiedlich gut. Manche sind nur wenig eingeschränkt. Mit etwas fachlicher Unterstützung von außen können sie ihre Elternrolle dennoch erfüllen. Andere psychisch kranke Eltern sind, zumindest vorübergehend, nicht in der Lage, für ihre Kinder zu sorgen. Längere Klinikaufenthalte und Behandlungszeiten nehmen viel Zeit und Aufmerksamkeit im Alltag in Anspruch. Dazu kommt, dass die psychische Erkrankung auch zu einer herabgesetzten Belastbarkeit führt.

Zu all diesen Punkten ist es möglich, als psychisch erkrankter Elternteil Unterstützung aus den professionellen Hilfesystemen zu bekommen. Lesen Sie dazu bitte auch weiter in Kapitel 4 *Vom Erkennen des Problems zur Hilfesuche* und Kapitel 5 *Von der Belastung zur Entlastung.* Hier erläutern wir näher, welche therapeutischen und pädagogischen Hilfeansätze es gibt.

Übung »Selbstzweifel: Bin ich eine gute Mutter / ein guter Vater?«

- Verschaffen Sie sich einen Überblick über Ihre Aufgaben in der Elternrolle. Welche Aufgaben stehen im Alltag an? Notieren Sie diese auf einem Blatt, so, wie sie Ihnen gerade einfallen.
- Überlegen Sie nun, welche dieser Aufgaben Sie gut allein schaffen und für welche Sie Unterstützung brauchen. Hierzu können Sie das Arbeitsblatt »Was schaffe ich gut allein, wofür brauche ich Unterstützung?« als Vorlage benutzen.
- Überlegen Sie im zweiten Schritt, durch wen und in welcher Art die Unterstützung Ihrer Elternrolle geleistet werden kann. Halten Sie diese Überlegungen in Arbeitsblatt »Wer kann mir wie helfen?« fest.
- Wenn Sie in der rechten Spalte nicht alle Zeilen befüllen können, ist das nicht schlimm. Sie müssen nicht gleich alle Antworten finden.

Sie können zu einem späteren Zeitpunkt weitere Notizen machen, wenn Ihnen etwas Neues einfällt.

- Im nächsten Schritt denken Sie über Ihre Stärken als Mutter oder Vater nach. Notieren Sie auf dem Arbeitsblatt »Meine Stärken als Mutter / Vater« alles, was Ihnen dazu einfällt. Vergessen Sie nicht Dinge, die Ihnen selbstverständlich erscheinen, wie z. B., dass Sie für Ihre Kinder jeden Morgen das Frühstück machen. Nachdem Sie alles notiert haben, lesen Sie bitte Ihre Notizen. Wird Ihnen etwas leichter ums Herz oder fühlen Sie sich weniger niedergedrückt? Es ist selbstfürsorglich, sich die eigenen Stärken bewusst zu machen.

Arbeitsblatt »Was schaffe ich gut allein, wofür brauche ich Unterstützung?«

Das schaffe ich gut als Mutter / Vater allein	Das schaffe ich als Mutter / Vater im Moment nicht gut allein, da benötige ich Unterstützung

Arbeitsblatt »Wer kann mir wie helfen?«

Das schaffe ich als Mutter / Vater im Moment nicht gut allein, da benötige ich Unterstützung	Wer kann mir wie helfen?

Arbeitsblatt »Meine Stärken als Mutter / Vater«

Meine Stärken als Mutter oder Vater	Wie und wo im Alltag setze ich diese Stärken ein?

Übung »Ich und meine Rollen in der Familie«

- Nehmen Sie ein leeres großes Blatt (A3 oder größer) und farbige Stifte zur Hand.
- Markieren Sie in der Mitte des Blattes einen Punkt und schreiben Ihren Namen darauf.
- Sammeln Sie gedanklich alle Ihre Rollen und Aufgaben in der Familie, die Ihnen einfallen, z. B. Bruder, Sohn, Ideengeber, der, der immer den Müll rausbringen muss.
- Sammeln Sie gedanklich alle Ihre Rollen außerhalb der Familie, also im beruflichen und sozialen Umfeld, z. B. der Verlässliche, der Starke, der gute Freund.
- Überlegen Sie: Welche dieser Rollen sind mir besonders wichtig, in welchen bin ich stark?
- Schreiben Sie jetzt alle diese Rollen auf dem Blatt um Ihren Namen herum, Sie können sie mit einem Zeichen oder einem Symbol (Herz, Stern, Kreuz usw.) versehen. Ordnen Sie die Rollen auf dem Blatt so an, dass ihre Bedeutung deutlich wird:
  - Rollen nahe an Ihrem Namen sind für Sie von großer emotionaler Bedeutung, Rollen weiter im Außen haben weniger Bedeutung, sind mehr im Hintergrund.
  - Sie können die wichtigen Rollen auch größer und die weniger wichtigen kleiner schreiben.
- Zu den Rollen wie Rolle als Mutter oder als Schwester gehören andere Menschen, z. B. gehört zu Ihrer Rolle als Mutter das Kind, als Ehefrau der Ehemann. Deshalb schreiben Sie jetzt noch diese Personen zu Ihren Rollen hinzu, und zwar in einer anderen Stiftfarbe. Zeichnen Sie die Art und Qualität der Beziehung ein:
  - Ein dicker Strich zwischen Ihnen und der Person steht für eine feste, stabile Beziehung.
  - Je schwächer, dünner, vielleicht auch gestrichelt oder gepunktet die Linie ist, desto weniger stark empfinden Sie sie.
  - Beendete Beziehungen markieren Sie mit zwei senkrechten Strichen, die die Beziehungslinie quasi durchstreichen.

- Nehmen Sie sich nun kleine Klebezettel und schreiben Sie für alle Personen (meine Tochter, mein Mann, meine Freundin) darauf, welche Anliegen diese Familienmitglieder an Sie formulieren. Das Anliegen Ihrer Freundin könnte sein: »Ich möchte endlich wieder mit dir ausgehen.« Das Ihres Ehemanns: »Ich möchte wieder öfter mit dir schlafen." Kleben Sie diese Zettel nun auf die Linie der dazugehörigen Beziehungen.
- Was entdecken Sie? Gibt es Rollen, die besonders beladen sind? Und wenn ja, von wem oder durch was? Von allen Familienmitgliedern, Freund*innen, Kolleg*innen gleich oder gibt es Unterschiede? Gibt es vielleicht auch nicht beladene Rollen?
- Wählen Sie eine der beladenen Rollen aus und gehen Sie der Reihe nach Ihre Aufgaben und die Anliegen der dazugehörigen Person durch.
- Formulieren Sie eine Antwort oder eine Handlung zu jedem Zettelchen. Ihrer Freundin könnten Sie z. B. antworten: »Ich will auch mit dir ausgehen. Ich schaffe das nur im Moment leider nicht. Mir wird gerade alles zu viel. Vielleicht können wir in drei Wochen etwas unternehmen? Würdest du mich wieder anrufen und fragen?«
- Spüren Sie auch hier nach: Wie fühlt sich das an, was Sie sich vergegenwärtigt haben? Wie zufrieden sind Sie mit Ihrer Antwort? Beim Aufschreiben und Aussprechen bekommen Sie ein besseres Gefühl dafür, ob das, was bisher ein vager Gedanken war, Ihren Bedürfnissen entspricht. Und wenn Sie merken, es stimmt noch nicht ganz, probieren Sie eine andere Variante: »Es freut mich, dass du dich bei mir meldest und mich sehen willst. Nach Ausgehen ist mir gerade nicht so. Aber können wir vielleicht einen Filmabend bei dir machen und unsere Lieblingsserie schauen?«
- Fällt Ihnen zu einem Zettel keine Antwort ein, überlegen Sie, wer von den Personen, die Sie auf dem Blatt notiert haben, eine gute Ratgeberin sein könnte, z. B. Ihr bester Freund. Wie würde sein Rat aussehen? Sie können sich vorstellen, was er raten würde, oder sie sprechen mit ihm.

5.2 Gefühlsregulation in Familien mit psychischer Erkrankung

Gefühlsregulation umfasst alle Prozesse, mit denen Menschen versuchen, die Art, Intensität oder Dauer ihrer Gefühle zu beeinflussen. Sie steuern ihre Gefühle so, dass sie mit den eigenen Bedürfnissen und denen der anderen in Einklang stehen. Gefühlsregulation ist nicht zu verwechseln mit dem Unterdrücken von Gefühlen, sie werden nur angemessen ausgedrückt. Der Film *Alles steht Kopf* veranschaulicht dies gut.

Gefühlsregulation bei Eltern

Allen Eltern gelingt es mal gut, mal weniger gut, ihre eigenen Gefühle zu regulieren. Es gibt einfach Auslöser, die herausfordernd sind. Der Partner kann die Kinder nicht zur Schule fahren, der Sohn hat wieder einmal nicht sein Zimmer aufgeräumt und ist jetzt mit seinen Freunden losgezogen. Diese Schritte sind für Sie wichtig:

- Fühlen Sie wohlwollend in sich hinein, um einen fürsorglichen Umgang mit sich selbst zu finden.
- Erkennen Sie Ihre Überforderung in der Situation an. Ein nicht aufgeräumtes Zimmer muss kein Grund sein, sich aufzuregen. Aber heute regen Sie sich auf. Heute sind Sie empfindlicher, dünnhäutiger. Nehmen Sie das ernst.
- Nehmen Sie generell Ihre Gefühle wie *Wut* und *Trauer* ernst. Sie geben Hinweise auf Ihre Bedürfnisse und auf mögliche Grenzüberschreitungen von anderen.
- Und wenn die Situation zu eskalieren droht? Dann gilt: Sie dürfen Ihren Kindern Grenzen setzen, nicht mit der Absicht, deren Emotionen zu stoppen, sondern um wieder zurück in eine ausgeglichene elterliche Präsenz zu kommen.
- Manchmal braucht es dazu ein »Stopp« (s. Stopp-Übung, S. 69). Oder Sie verlassen nach vorheriger Ankündigung kurz die Situation, um sich selbst erst mal zu beruhigen.
- Geben Sie Ihren Gefühlen kontrolliert Raum, d.h., schlucken Sie nicht zu lange alles herunter, sondern sprechen Sie direkt an, was

Sie stört, belastet, wie es Ihnen damit geht. Kocht der eigene »innere Kessel« zu schnell über, ziehen Sie sich lieber erst mal zurück, beruhigen Sie Ihre Gefühle und sprechen zu einem späteren Zeitpunkt darüber, was diese ausgelöst haben.

- Sollte es öfter zu diesen Situationen kommen, sollten Sie versuchen, die Auslöser dafür zu finden. Was genau sind die auslösenden Faktoren, die Ihre Gefühlswelt so in Fahrt bringen?
- Sollten Sie bislang der Strategie »sich zusammenreißen« gefolgt sein: Diese Strategie ist anstrengend und führt dazu, dass der emotionale Druck noch weiter ansteigt und unkontrollierte Gefühlsstürme wahrscheinlicher macht. Gehen Sie selbstfürsorglich mit sich um. Nehmen Sie Ihre Gefühle und Bedürfnisse ernst. Sorgen Sie auch gut für sich: Essen, Trinken, Schlafen, Auszeiten, Freunde treffen, Sport und Hobbies helfen Ihnen, Ihre innere Balance und Gesundheit zu erhalten. Und wenn Sie sich vielleicht in einem Zustand des »Ich weiß eigentlich gar nicht, wie es mir geht oder wie ich etwas Gutes für mich tun kann« befinden: Nehmen Sie sich Zeit, dies herauszufinden. Gute Freund*innen sind hierbei meist gute Ratgeber*innen.

Gefühlsregulation bei Kindern

Wie bereits erläutert, müssen Kinder und Jugendliche noch lernen, ihre Gefühle zu regulieren. Dabei sind sie auf Sie als Bindungsperson und Lernbegleiter*in angewiesen. Sie helfen Ihrem Kind, indem Sie ihre Gefühle benennen, die es spürt, aber noch nicht einordnen kann, und erklären, wie es zu dem Gefühl kam, und trösten es.

Auch über das Lernen am Modell lernen Kinder Gefühle und den Umgang mit Gefühlen. Papa knallt wütend die Tür, wenn er sich ärgert. Mama schimpft, wenn sie sich ärgert.

! **Merke**

1. Sie tragen als Eltern *nicht* die Verantwortung für die Gefühle Ihres Kindes.
2. Sie tragen die Verantwortung für *Ihre* Gefühle.
3. Die Verantwortung, die Sie Ihrem Kind gegenüber haben, ist, ihm einen sicheren Entwicklungsrahmen zu bieten (s. Abb. 10: Kreis der Sicherheit, S. 98) und es darin zu begleiten, seine Emotionen verstehen und steuern zu können.

Ihre Aufgabe als Eltern bei der Gefühlsregulation Ihres Kindes ist es,

- dass Sie mit Ihrem Kind in Kontakt bleiben, bis es sich wieder beruhigt hat;
- dass Sie die Gefühle Ihres Kindes ernst nehmen, wie abwegig sie Ihnen auch erscheinen mögen;
- dass Sie die Gefühle Ihres Kindes validieren, das bedeutet, diese mit Namen zu benennen und in ihrer Daseinsform zu bestätigen;
- dass Sie Ihrem Kind die eigenen Gefühle zugestehen. Diese können von den Ihrigen in dieser Situation verschieden sein. Beide Gefühlswelten haben ihre Daseinsberechtigung. Es gibt kein richtig oder falsch.

Wertschätzender Umgang mit Wut

Wut ist ein schwieriges Gefühl: Sie ist laut, schrill, aggressiv, ungebremst. Meistens mögen wir uns selbst wenig, wenn wir im wütenden Modus sind oder hinterher über unseren Wutanfall nachdenken. Auch unsere Kinder erleben wir als anders, vielleicht als fremd. Als Eltern sind wir meist angestrengt vom kindlichen Ärger. Und Sie, da Sie diesen Ratgeber in den Händen halten, erleben sich wahrscheinlich nicht besonders belastbar für die Gefühlsausbrüche Ihres Kindes. Leider können diese nicht warten. Deshalb möchten wir Ihnen die Übung »Wut entdecken und verstehen« und Tipps für den Umgang mit Wut an die Hand geben.

Kennen Sie Red aus dem Animationsfilm *Angry Birds*? Red ist die Hauptfigur des Films. Er ist ein wütender, roter Vogel. Er ist ein Außenseiter. Er ist nicht beliebt und hat keine Freund*innen. Und auf den ersten Blick ist er auch eigentlich nicht liebenswert. Er eckt an. Nennt die Dinge beim Namen. Und er hat ein großes Problem mit seiner Wut – mit seiner Impulssteuerung, wie es die Fachleute nennen. Im Film muss Red deshalb auch zur Anti-Wut-Therapie.

Kinder, insbesondere jüngere Kinder, die noch lernen, ihre Gefühle zu kontrollieren, können sich gut mit dieser Figur identifizieren. Auch sie kennen das Gefühl von Ohnmacht und Wut und den Wunsch, sich gegen das ihnen in ihrem Erleben angetane Unrecht zu wehren. Deshalb empfiehlt es sich, diesen Film gemeinsam mit dem Kind anzuschauen.

Übung »Wut entdecken und verstehen«

Im ersten Schritt ist es wichtig, die Wut als solche zu erkennen und anzunehmen, sie nicht gleich wegmachen zu wollen.

- Benennen Sie das von Ihnen wahrgenommene Gefühl Wut als solche gegenüber Ihrem Kind: »Ich glaube, dass du gerade ziemlich wütend bist, oder?" Zeigen Sie, dass Sie auch an seiner Seite sind, wenn er die Fassung verliert, laut wird und tobt.
- Kann das Kind Ihre Gefühlsdeutung annehmen, können Sie weiter fragen. Negiert das Kind Ihre Deutung, fragen Sie, welches Gefühl in ihm gerade ist, was besser passen würde.
- Es geht dabei nicht darum, dass Sie das »richtige« Gefühl finden oder sich auf ein gemeinsames Gefühl einigen müssen. Sie können auch bei unterschiedlichen Sichtweisen bleiben. Sie: »Auf mich wirkst du ziemlich wütend.« Das Kind entgegnet vielleicht: »Ich bin nicht wütend. Mir geht es gut.« Was zählt, ist Ihr Bemühen, Ihr Kind zu verstehen und ihm emotionale Unterstützung zu bieten.
- Kann Ihr Kind sich auf das Gespräch einlassen (»Ja, du hast recht, ich bin ganz schön sauer«), können Sie weiter auf gemeinsame Gefühle-Entdeckungsreise gehen:
  - »Was bedeutet deine Wut?«
  - »Wo kommt sie her?«
  - »Möchtest du etwas verändern?«

Mit Kindern kann es hilfreich sein, das abstrakte Gefühl in Form eines Gegenstandes oder einer Figur zu beleben. Die Wut wird durch die Figur symbolisiert. Das ermöglicht einen Blick von außen auf das emotionale Geschehen. Dadurch wird das Besprechen des Gefühls leichter:

- Sie können die Figur, also das Gefühl Ihres Kindes, sprechen lassen. Zum Beispiel: »Ich bin die Wut von Lena. Lena versteckt mich meistens ziemlich gut, so dass mich kaum einer kennt.«
- Sie können die Figur befragen, z. B.: Hallo Wut. Ich wusste bis eben auch nicht, dass es dich gibt. Sag mal, weißt du eigentlich, warum Lena dich so gut versteckt? Und wie findest du das?«

Tipps für den Umgang mit Wut

Wenn Ihr Kind eine *Wutphase* hat, also eine Phase, in der es wiederholt zu Wutausbrüchen und Eskalationen kommt, schauen Sie sich doch einmal gemeinsam den Film Angry Birds an.

Worum geht es in der Geschichte? Red ist die Hauptfigur des Films. Er ist ein wütender, roter Vogel. Er ist ein Außenseiter. Er ist nicht beliebt und hat keine Freund*innen. Er eckt an. Nennt die Dinge beim Namen. Und er hat ein echt großes Problem mit seiner Wut.

Sprechen Sie dann mit Ihrem Kind über den Film. Es wird ihm leichter fallen, über die wütende Seite von *Red* zu sprechen als über seine eigene Wut. Auch ist es leichter, über die Bedeutung der Wut im Kontakt mit anderen zu sprechen, wenn Sie es anhand von Filmszenen tun.

Im Film geschieht etwas Unerwartetes: Die Vogelinsel wird von Schweinen bedroht. Die meisten Vögel sind ziellos, irritiert, hilflos. Aber der einstige Außenseiter Red tobt vor Wut und will sich gegen die Angreifer wehren. Er wird zum Anführer und Helden der Rettung der Vogelinsel. Sein einstiges Fehlverhalten, die Wut, wird plötzlich funktional, sie wird zu einer für alle heilbringenden Eigenschaft.

Es findet somit eine Umbewertung von Reds Wut statt. Sie ist nicht mehr ausschließlich negativ besetzt, sondern ist durch die Bedrohungssituation nützlich geworden.

Auch im Umgang mit wütenden und aggressiven Kindern, Jugendlichen oder Lebenspartner*innen kann es hilfreich sein, die Wut nicht nur als störend und falsch anzusehen. Können Sie in ihr auch eine wichtige Botschaft oder etwas Hilfreiches für Ihre Familie erkennen, etwas, das einen Wandel, eine Veränderung einleiten kann?
Gelingt es uns in der Erwachsenenrolle diesen Bewertungswechsel eines Gefühls von »schlecht / falsch« zu »nützlich / wichtig« Funktion« zu vollziehen, kann uns dies helfen, einen besseren Zugang zu unserem Kind und der aktuellen Situation zu bekommen.
Ein Transfer der Filminhalte auf die Realität des Kindes ist nicht nötig. Ihr Kind wird anhand des Films und Ihres Gespräches alles verstanden haben, was nötig ist. Treten Wutszenen im Alltag auf, können Sie an den Film und Ihr Gespräch anknüpfen: »Weißt du noch, als wir Angry Birds geschaut haben ...?« »Weißt du noch, wie das mit *Red* war ...?«
Im Notfall ist wichtig:

- Versuchen Sie, den Emotionsausbruch mit dem Kind durchzustehen. Wenn möglich, holen Sie sich eine weitere Person dazu.
- Versuchen Sie nicht, die Wut Ihres Kindes wegzumachen, achten Sie aber darauf, das Ihr Kind nicht sich selbst oder Sie verletzt.
- Verlieren Sie das eigene Stressbarometer nicht aus dem Blick. Wenn es für Sie nicht mehr geht, gehen Sie kurz auf räumliche Distanz (ein paar Minuten reichen meist). Sagen Sie Ihrem Kind, dass Sie eine kurze Pause, etwas Abstand brauchen, Sie beide etwas »runterkommen« müssen.
- Überlegen Sie: Wen kann ich um Hilfe bitten, wenn ich die Situation allein nicht bewältigen kann (Freund*innen, Nachbarn, Familie)?
- Kommt es öfter zu Eskalationen, die Sie hilflos werden lassen? Wenden Sie sich an professionelle Helfer*innen. Eine schnelle Hilfe bei der Suche nach einer Beratungsstelle in Ihrer Nähe finden Sie auf der Homepage der Deutsche Arbeitsgemeinschaft für Jugend- und Eheberatung e. V., kurz DAJEB unter dem Stichwort *Beratungsführer online*.

Eingeschränkte Fähigkeit, angemessen auf Gefühle des Kindes zu reagieren

Menschen mit psychischen Erkrankungen haben häufig Einschränkungen in der Wahrnehmung und Steuerung von Gefühlen bei sich selbst, aber auch bei ihrem Gegenüber und somit auch bei ihren Kindern. Dies stellt ein großes Handicap für ihre Elternrolle dar. Trotzdem sind und bleiben Sie der *Hafen, die Basis* für Ihr Kind.

Wichtig ist, diese Einschränkungen an sich selbst wahrnehmen oder Rückmeldungen von Erziehungspartnern annehmen zu können. Dies schaffen Sie in der Regel nicht allein. Entweder kennen Sie sich nur so. Oder Sie nehmen nicht wahr, dass etwas fehlt. Sie merken vielleicht, dass es in der Beziehung und im Alltag mit Ihrem Kind nicht so gut läuft, dass es bei anderen anders, besser läuft. Haben aber keine Idee davon, was diese anderen anders machen.

Unsere emotionalen Fähigkeiten hängen neben genetischen Voraussetzungen mit der eigenen Kindheit zusammen. Die Art und Weise, wie wir selbst als Säugling in dieser Welt empfangen worden sind, welche Vorbilder wir hatten und was wir von unseren Eltern gelernt haben, hat Einfluss auf unsere Gefühle. Dies mitzudenken, kann helfen, Ihre Gefühle und Ihr Verhalten gegenüber Ihrem Kind besser zu verstehen und dadurch anders mit Ihrem Kind umzugehen. Sie können für diese Reflexion auch das Arbeitsblatt »Reflexion meiner Bindungsgeschichte« (s. S. 122) nutzen.

Sie müssen jedoch nicht in Ihrer persönlichen Bestandsaufnahme steckenbleiben. Es geht auch nicht darum, sie zu ändern. Aber verstanden und »verdaut« sollten Sie sie haben, die Fachleute nennen dies »integriert«.

Das Vergangene kann nicht verändert werden. Aber die Zukunft Ihrer Familie liegt noch vor Ihnen und Sie können sich im Hier und Heute bewusst dafür entscheiden, andere Wege als die bisherigen oder die Ihrer Eltern zu gehen und familiäre Muster Ihrer Herkunftsfamilie zu unterbrechen oder neue Muster zu gestalten.

Dieser Ratgeber möchte Ihnen dabei helfen. Ihnen erste Ideen und Ansatzpunkte geben, wo Sie die passende Hilfe finden.

Sollten Sie sich selbst als einen Hafen erkannt haben, der einen Lotsen mehr vertragen kann, scheuen Sie sich nicht, sich professionelle Hilfe zu holen (s. Kap. 4). Verstehen Sie die Hilfesuche nicht als Schwäche oder Niederlage, sondern als Stärke, weil Sie mutig sind, Ihr Problem anzugehen. Jetzt ist es eine gute Gelegenheit Schuld-, Scham-, Angst-, Ekel-Gefühle über Bord zu werfen.

!

Merke

Sie müssen keine perfekten Eltern sein. Sie brauchen nur Eltern sein, die ihre Aufgabe *gut genug* machen, damit es Ihrem Kind gut geht und es gesund groß werden kann. In Schulnoten sprechen wir hier von Noten von *befriedigend* bis *ausreichend*. Die Note *sehr gut* erreicht kein Elternteil auf diesem Planeten und es ist biologisch gesehen auch gar nicht notwendig. *Gut genug* ist bestens.

Dynamik psychischer Erkrankungen im Familiensystem

Man kann eine psychische Erkrankung mit einem Vulkan vergleichen, um etwas über ihre Eigenart und ihre Dynamik zu verstehen:

- Psychische Erkrankungen sind keine statischen Zustände.
- Sie entstehen über lange Zeiträume, sind mal mehr, mal weniger spürbar für die Betroffenen selbst und die anderen.
- Es kann Phasen von Aktivität geben (der Vulkan raucht, spuckt Feuer, es fließt Lava) und von Inaktivität (der Vulkan liegt ruhig da – ein großer Berg mit Krater, aber kühl und still).

1. Aktivere und ruhigere Phasen der psychischen Krankheit wechseln sich ab

Im Verlauf von psychischen Erkrankungen gibt es aktivere und ruhigere Phasen, wie bei einem Vulkan. Ist die psychische Erkrankung in ihrer Symptomausprägung *floride*, also sehr aktiv, wird sie für die Betroffenen und ihr Umfeld meist sichtbarer. Sie kann dann weniger ignoriert werden, wie die Aschewolke des Vulkans, die weithin sichtbar ist und ihre Ascheteilchen über viele Kilometer hin verteilt.

Was bedeutet das für die Gefühlssteuerung in Familien? Der*die Partner*in schwankt mit dem Beschwerdebild des*der Betroffenen zwischen einerseits Hoffnung und Zuversicht, dass alles gut wird, und andererseits Resignation, Erschöpfung und Hilflosigkeit: »Obwohl ich schon so lang durchhalte, will es einfach nicht besser werden!« Die eigene Anspannung nimmt zu. Dies wirkt sich auch auf die familiären Beziehungen aus, da dies die Steuerungsfähigkeit der eigenen Gefühle belastet und die Wahrnehmung der Gefühle der anderen Familienmitglieder einschränkt.

Die betroffenen Kinder erleben ständig einen Wechsel von emotionaler Verfügbarkeit und emotionaler Nicht-Verfügbarkeit des erkrankten Elternteils. Dies ist für Kinder extrem verunsichernd. Denken Sie an die Abbildung *Kreis der Sicherheit* zurück (s. Abb. 10 in Kap. 5.1): Um sich beruhigen zu können, sind Kinder auf die stabile Verfügbarkeit ihres Basislagers angewiesen. Wäre diese Basis *dauerhaft* nicht sicher, könnte sich das Kind darauf einstellen. Es würde bestenfalls eine alternativ verfügbare Bezugsperson ansteuern, z. B. den Vater, wenn die Mutter psychisch krank ist. Deshalb ist der Wechsel der emotionalen Verfügbarkeit für das Kind am schwersten zu bewältigen: Es kann sich nie sicher sein, ob es ein emotional ansprechbares Gegenüber finden wird oder nicht. Dies wirkt sich negativ auf die eigene Emotionalität und das Sozialverhalten aus.

Was tun? Helfen Sie Ihrem Kind, Worte für die Erkrankung zu finden, die es auch gegenüber den Mitmenschen äußern kann, z. B.: »Meine Mutter hat so Phasen von ... Sie ist dann ...«. Nehmen Sie Hilfe außerhalb des Familiensystems in Anspruch: Beratungsstellen, Psychiater*innen, Psychotherapeut*innen.

2. Die psychische Erkrankung ist über einen längeren Zeitraum hin aktiv

Ist die psychische Erkrankung über einen längeren Zeitraum aktiv, was meist der Fall ist, würde dies in unserer Vulkanmetapher bedeuten: Die Temperatur im Vulkan nimmt weiter zu und wird zur Öffnung nach oben hin über Rauch und Dampf abziehen. Dieser steigt nach oben und kann erste Anzeichen auf einen nahenden Ausbruch liefern.

Es kann sich hier um zunehmende Selbst- und Fremdschädigungsimpulse handeln (Suizidalität, Fremdverletzungen) sowie um eine Verstärkung von bereits bestehenden Symptomen wie Antriebslosigkeit oder Ängste.

Was bedeutet das für die Gefühlssteuerung in Familien? Beim erkrankten Elternteil sehen wir hier meist eine anhaltende Abnahme in den Bereichen Aufgabenerfüllung, Rollenverhalten und Kommunikation: Immer weniger werden Aufgaben wie Einkaufen wahrgenommen. Verhalten und Gefühle, die mit der Rolle Mutter oder Ehefrau verknüpft sind, können immer weniger gezeigt werden. Die Frau möchte nicht mehr am Hochzeitstag mit ihrem Mann essen gehen. Oder der Vater zeigt kein Interesse oder keine Freude mehr, als die Tochter das Handballspiel gewinnt. Diese Abnahme der Alltagsaufgaben führt auch zu einer Reduktion der Gespräche in Familien. Jede*r zieht sich mehr zurück, verliert die andere mehr und mehr aus dem Blick. Das emotionale Erleben der einzelnen Familienmitglieder wird immer weniger miteinander geteilt.

Was tun? Lassen Sie eine psychiatrische oder psychotherapeutische Fachperson die Einschätzung vornehmen, wie die aktuelle psychische Situation des oder der Betroffenen zu beurteilen ist und ob eine Anpassung therapeutischer und medizinischer Hilfen erfolgen soll.

3. Von der psychischen Erkrankung ist die Kernfamilie am stärksten betroffen

Wie die Asche des Vulkans insbesondere über und um den Vulkan zu Boden fällt, entlädt sich die emotionale Dynamik einer psychischen Erkrankung am stärksten über den Menschen, mit denen die erkrankte Person zusammenlebt: ihrer Familie und den nahen Freund*innen. Weniger nahe Menschen haben eine größere Distanz zum Geschehen und könnten es nicht oder nur als ein vorübergehendes Phänomen wahrnehmen.

Was bedeutet das für die Gefühlssteuerung in Familien? Dies bedeutet, dass der *Emotional Load* einer psychischen Erkrankung – neben dem Erkrankten – für die angehörigen Partner*innen und Kinder am größten ist. Die Emotionalität, also der Ausdruck, die Wahrnehmung und der Umgang mit Gefühlen sind über einen längeren Zeitraum hinweg verschoben.

Wie wir bereits an mehreren Stellen erörtert haben, wirkt sich dies für die angehörigen Kinder entwicklungsstörend aus. Hiervon ist häufig vor allem die Gefühlssteuerung betroffen. Die Kinder reagieren entweder mit einem inneren Rückzug oder mit auffälligem Verhalten in Kindergarten und Schule: Das Kind »stört« dann im Unterricht oder gerät wiederholt in Streit und Handgreiflichkeiten mit Mitschüler*innen.

Der*die Angehörige wird durch die emotionale Belastung des psychisch kranken Partners oder der Partnerin selbst auch in seiner emotionalen Balance beeinträchtigt, wir sehen hier nicht selten sogenannte Burnout-Symptomatiken.

Was tun? Wichtig ist, wie beim Aschefall des Vulkans, dass Sie als Angehörige*r daran denken, sich selbst zu schützen. Vielleicht ist es hierfür notwendig, dass Sie Abstand zwischen sich und dem*r Erkrankten bringen. Nehmen Sie sich kleine Auszeiten wie Freunde besuchen oder zum Sport gehen. Eine mittelfristige Maßnahme könnte eine stationäre Behandlung des psychisch erkrankten Familienmitglieds sein, eine längerfristige die Betreuung eines Kindes in einer Tagesgruppe für die Grundschulzeit.

4. Unser Leben lang entwickeln wir uns emotional weiter

Im Laufe unseres Lebens haben wir Entwicklungsaufgaben und Herausforderungen zu bewältigen. Psycholog*innen sprechen von innerpsychischen Entwicklungskrisen. Jeder dieser Wegpunkte, egal ob normaler Entwicklungsschritt oder Krise, gibt unserem Leben einen neuen Richtungsimpuls, wir lernen etwas über uns und andere und richten unser zukünftiges Leben daran aus. Zum Beispiel: Ich erlebe die Welt als freundlich oder gefährlich. Ich entwickle Vertrauen oder Misstrauen.

So legen sich im Laufe unseres Lebens immer weitere Erfahrungsschichten um unser Selbst, die uns schützen, in dieser Welt emotional zu überleben. Sie sind wie die Asche- und Lavaschichten des Vulkans

Zeugnis unseres Lebens und der Aufgaben und Herausforderungen, die wir bereits erlebt und bewältigt haben: Der erste Liebeskummer, der Jobverlust, der Verlust eines Elternteils oder Freundes können solche emotionalen Lebensmomente sein.

Was bedeutet das für die Gefühlssteuerung in Familien? Es bedeutet, dass emotionale Entwicklung eine uns lebenslang begleitende Aufgabe in der Familie ist. Kein Mensch kann sich dieser normativen, also alle Menschen betreffenden emotionalen Aufgabe entziehen. Für Familien mit psychischen Erkrankungen ist dieser Entwicklungsaspekt stärker herausfordernd. Das belastete Familiensystem tut sich schwer mit Veränderungen und zusätzlichen emotionalen Aufgaben.

Neben den normativen gibt es auch nicht-normative Lebensereignisse, wie Krankheit, Verlusterlebnisse oder ähnliches. Auch in diesem Fall reagieren die Mitglieder einer Familie mit unterschiedlichen Gefühlen und Verhaltensweisen; das emotionale und soziale Gefüge der Familie verändert sich. Darauf muss mit Kreativität und Anpassung reagiert werden.

Was tun? Zur Entwicklungskrise: Betrifft diese Ihr Kind, sind Kinderärzt*innen oder Erziehungsberatungsstellen eine gute erste Anlaufstelle. Für Sie als betroffene*r Erwachsene*r kommt eine telefonische oder ambulante Beratung in Frage. Hierzu finden Sie auch Hinweise in der Einleitung und im Anhang dieses Ratgebers. Zum Verlusterlebnis: Sollten Sie sich als Betroffene*r oder auch Angehörige*r für eine Psychotherapie entscheiden, wird es dort neben Aspekten von Stabilisierung im Hier und Jetzt und der Bewältigung des aktuellen Alltagsgeschehens in einer Langzeittherapie genau um diese zurückliegenden Ereignisse und Menschen in Ihrem Leben gehen. Sie sind auch Bestandteil der sogenannten *Anamnese*, also der Teil des therapeutischen Gespräches, in dem Sie Ihr Therapeut nach Familie und frühkindlicher Entwicklung fragt

5. Ist eine psychische Erkrankung heilbar?

Bemühen wir zur Beantwortung dieser Frage noch einmal das Vulkan-Bild: Die Gesteinsschicht ist ein für unser Thema interessanter Bereich des Vulkans. Lava kann durch rasche Abkühlung zu festem Gestein transformiert werden. Eine ähnliche Transformation wollen wir auch hinsichtlich einer psychischen Krise oder einer psychischen Erkrankung erreichen.

Was bedeutet das für die Gefühlssteuerung in Familien? Wir Menschen sind Beziehungswesen. Wie manche Säugetiere, die in Rudeln leben, profitieren wir von der menschlichen Gemeinschaft, der wir uns zugehörig fühlen. Insbesondere Menschen, die uns nahestehen, wie Familie und Freunde, sind dafür prädestiniert, uns in inneren und äußeren Notlagen beizustehen.

Wird unsere emotionaler Kern aktiviert, können wir im zwischenmenschlichen Kontakt mit diesen Menschen wieder zur Ruhe kommen. Diese Beruhigung erfolgt über Blick- und Körperkontakt sowie über die Stimme.

Aber manchmal ist die familiäre und freundschaftliche Unterstützung nicht genug, um die Lava, also die floride, aktive Symptomatik der Erkrankung schnell und vollumfänglich zu beheben. Hier braucht es dann die Hilfe von Fachleuten.

Was tun? Gerät ein*e Familienangehörige in eine akute, andauernde, emotionale Notsituation, die mit den oben genannten Punkten nicht zu lindern ist, holen Sie bitte rasch fachliche Hilfe:

- Eine akute Suizidalität wird am besten stationär in einer Klinik begleitet, bis sie abgeklungen ist, was ein*e Psychiater*in oder ein*e Psychotherapeut*in einschätzen kann.
- Auch massive Selbstschädigungen, wie z.B. das tiefe Ritzen mit Rasierklingen, sollten medizinisch versorgt werden.

Auch wenn Ihnen der oder die psychisch kranke Person in dem Moment vielleicht etwas anderes sagt: Sie sind nicht schuld oder ein*e Verräter*in, wenn Sie Hilfe holen. Sehen Sie sich eher in der Funktion einer *Vulkanexpertin für die Gesteinsschicht*, die weiß wie man heiße Lava rasch zum Erkalten bringt und die passenden Rettungsmaßnahmen initiiert.

6. Die Frage danach, warum die psychische Krankheit entstanden ist
Hier geht es um die Entstehung einer psychischen Erkrankung: Welche Faktoren der Umwelt, welche Beziehungen haben zur Symptombildung geführt? Im Vulkanbild gesprochen sind wir hier im Bereich der Magmakammer. Diese bezeichnet die Bereiche des Vulkans, die mit Magma gefüllt sind und deren Temperatur meist deutlich höher ist als die ihrer Umgebung.

Die Entstehungsbedingungen psychischer Erkrankungen verorten wir überwiegend im Fachgebiet der Psychologie: Erinnerungen, Wissen, Wahrnehmung, Bindungsentwicklung, Gefühle, Umgang und Steuerung von Gefühlen, Ressourcen und Risiken. All das sind Aspekte, nach denen Sie in Ihrer Psychotherapie gefragt werden und woran Ihr*e Psychotherapeut*in mit Ihnen arbeiten wird.

Was bedeutet das für die Gefühlssteuerung in Familien? Entscheidet sich die psychisch erkrankte Person für eine Psychotherapie, wird es im Laufe der Behandlung auch um die tieferliegenden Themen gehen. Deren Thematisierung ist eine intensive und anstrengende Phase für alle Beteiligten. Dies kann dann auch die Gefühlssteuerung der Person im häuslichen Umfeld betreffen. Sie ist vielleicht gereizter oder weint mehr. Schläft schlechter ein oder hat weniger Appetit. Diese Nebenwirkungen sind manchmal nicht zu vermeiden.

Was tun? Als psychisch erkrankte Person sind Sie hier bei Ihrer*Ihrem Psychotherapeut*in in guten Händen. Er*sie wird auch diesen Aspekt Ihrer Erkrankung zu gegebener Zeit mit Ihnen besprechen. In der Regel kommt man mehr als einmal während einer Psychotherapie darauf zu sprechen. Mit jedem Punkt, den Sie mehr über sich selbst verstanden haben, wächst Ihr emotionales Wissen über sich selbst. Und dadurch bessert sich auch Ihre Gefühlssteuerung und Ihre emotionale Balance im Alltag.

Als betroffene*r Angehörige*r: Gehen Sie einmal im Jahr zum Zahnarzt oder lassen Sie jährlich Ihre Heizung warten? Machen Sie es doch für Ihre Psyche ähnlich: Einmal im Jahr Bestandsaufnahme. Vielleicht auch *Frühjahrsputz* oder mal was Altes ausmisten und wegschmeißen (s. dazu auch Arbeitsblatt »Reflexion meiner Bindungsgeschichte« am

Ende dieses Kapitels). Für sich allein oder vielleicht auch in Seminarform. Es gibt Bildungsträger mit entsprechendem Workshop-Angeboten. Das kann im Belastungsfall, aber auch als Prävention eine gut investierte Zeit sein.

Manchen Menschen führen für diesen Zweck auch ein Tagebuch. Und die psychologische Forschung bestätigt: Schreiben hilft beim Ordnen unseres Gefühlslebens. Es gibt auch professionelle Anbieter für selbstreflexionszentrierte und technologiebasierte Tagebücher, zum Beispiel *Ein guter Plan* (Quelle: https://einguterplan.de/ E 09.02.2025).

Arbeitsblatt »Reflexion meiner Bindungsgeschichte«

1. Was habe ich selbst von meinen Eltern bekommen? (Positive wie negative Aspekte)

____

____

____

2. Was habe ich mir als Kind von meinen Eltern gewünscht, was habe ich vermisst?

____

____

____

3. Wovon hätte ich mehr gebraucht und/oder was hätte ich in einer anderen Form benötigt?

____

____

____

Arbeitsblatt »Meine persönliche Bestandsaufnahme«

Gefühle und Beziehungen im Jahr ________

Name der Person	Gedanken und Sorgen, die mich beschäftigen	Gefühle, die in mir ausgelöst werden	Welchen Handlungsimpuls habe ich dazu?
Januar			
Februar			
März			
April			
Mai			
Juni			
Juli			
August			
September			
Oktober			
November			
Dezember			

6 Innenwelt und Außenwelt – zwei Welten voller Gefühle

Mit den Begriffen *Innenwelt* und *Außenwelt* wollen wir Ihnen die Komplexität des emotionalen Geschehens zwischen Ihnen, Ihrem/Ihrer Partner*in und Ihrem Kind verdeutlichen. Das Wissen und Verständnis darum kann Ihnen helfen, im Alltag anders, verständnisvoller miteinander umzugehen.

Ihre Innenwelt als Erwachsene*r trifft auf andere Menschen, Ihre Familie. Das ist die Außenwelt. Für diese ist es genau umgekehrt: Deren Innenwelt trifft auf Sie im Außen, im Gegenüber. Sie kennen vielleicht noch den Film *Alles steht Kopf*? Darin wird das hier Beschriebene sehr gut veranschaulicht.

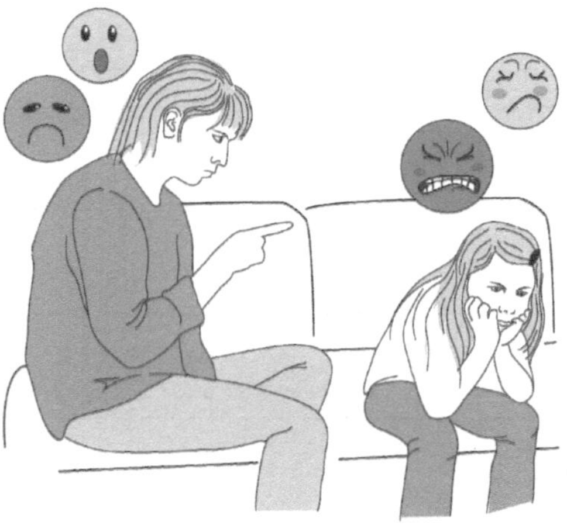

Abb. 11 Innenwelt und Außenwelt einer Mutter und ihrer Tochter

6.1 Wie man mit »schwierigen« Gefühlen umgehen kann

Menschen jeden Alters bevorzugen angenehme Gefühle wie Freude oder Liebe. Das entspricht unserem grundlegenden Bedürfnis nach Schönem und Lustvollem und der Vermeidung von dem Gegenteil, dem Dunklen, Schweren. Doch schwierige Gefühle sind nicht zu vermeiden, sie gehören zum Leben dazu und sind sogar notwendig: Sie haben eine wichtige Signalfunktion für unsere seelische Balance; sie zeigen, dass uns etwas fehlt.

Klaus Grawe (2004) hat vier psychische Grundbedürfnisse des Menschen benannt:

- das Bedürfnis nach Bindung
- das Bedürfnis nach Lustgewinn und Unlustvermeidung
- das Bedürfnis nach Kontrolle und Orientierung
- das Bedürfnis nach Selbstwerterhöhung und -schutz

Wird eines oder mehrere dieser Bedürfnisse bedroht, reagieren wir mit Emotionen wie Wut, Trauer oder gar Ekel.

Merke !

Gefühle sind wichtige Signalgeber für unsere psychischen Grundbedürfnisse und unsere seelische Balance.

In den Animationsfilmen *Alles steht Kopf* (Mann, 2025) und *Alles steht Kopf 2* (Docter & Carme, 2016) werden die Gefühle Freude, Angst, Ekel, Wut und Kummer dargestellt. Diese fünf Emotionen sitzen in der Kommandozentrale der Seele von Riley, einem 11-jährigen Mädchen, und sorgen dafür, dass ihre Bedürfnisse gut geschützt werden, z. B.:

Freude: »Mama und Papa spielen mit mir oder wir machen einen Ausflug. Mir geht es super. Alles ist gut. Meine Bedürfnisse nach Bindung, Sicherheit und Lustgewinn werden gut gestillt.«

Angst: »Nachts ist es so schrecklich dunkel. Da kommt bestimmt wieder das grüne Monster aus dem Schrank und will mich fressen. Deshalb rufe ich laut nach Mama und Papa. Ich weine auch manchmal, wenn sie nicht schnell genug da sind. Wenn Papa dann zu mir ans Bett kommt, ist meine Angst sofort weg. Ich fühle mich wieder sicher mit ihm.«

Ekel: »Mama versucht, mir etwas komisches Grünes auf dem Löffel in den Mund zu schieben, das seltsam riecht, doof aussieht und das ich nicht kenne. Da lasse ich mal besser die Finger davon. Mein Bedürfnis nach Kontrolle und Orientierung ist beeinträchtigt und ich versuche, dieses unlustvolle Grüne zu vermeiden und ein Schokoladeneis zu bekommen. Entsprechend gebe ich die Signale in der Kommandozentrale. Ich verziehe voller Abscheu das Gesicht, drehe den Kopf weg, hebe die Hände abwehrend hoch. Und ich schreie. Schreien hilft immer, damit meine Eltern etwas merken.«

Kummer: »Ich habe meinen Lieblingsteddy verloren. Ich weiß nicht, wo er ist. Ohne ihn kann ich nicht einschlafen. Und auch nicht in den Kindergarten gehen. Ohne ihn geht gar nichts. Ich bin verloren. Unendlich traurig. Nach außen schicke ich das Kommando von Tränen und Schluchzen los. Ich brauche ganz dringend Trost und Hilfe von Mama und Papa.«

Wut: »Ich versuche, Schlittschuh laufen zu lernen, aber ich falle immer wieder hin. Ich bin wütend auf mich und die ganze Welt und lasse diese Wut raus, indem ich Papa anschreie. Er soll das merken, wie frustriert und sauer ich bin. Er muss da jetzt zusammen mit mir durch. Er muss auch mich in meiner Wut aushalten, damit ich meinen Frust hinter mir lassen kann. Und irgendwie hilft das, wenn Papa meine Gefühle auffängt und in Ordnung bringt. Er kennt mich gut und weiß in der Welt Bescheid. Beim nächsten Mal klappt es dann mit dem Schlittschuhlaufen besser. Jetzt freuen wir uns beide.«

Unserer Ansicht nach kann man die Bildsprache dieser Filme auch gut nutzen, um das emotionale und Beziehungsgeschehen in Familien mit einem psychisch erkrankten Elternteil sichtbar und verstehbar zu machen. Dazu wollen wir Ihnen nun Familie Meier vorstellen.

»Fallbeispiel Familie Meier – Die Mutter hat eine Depression

Barbara ist 35 Jahre alt. Sie hat ihre zweite schwere Depression gerade hinter sich. Die erste Depression hatte sie nach Geburt ihres Sohnes mit 29 Jahren, die zweite nach der Trennung von ihrem Mann. Sie beschreibt ihre Situation, ihr Erleben, ihre Gefühle, das Miteinander in ihrer Familie wie folgt:

»Ich habe depressive Stimmungen, alles fühlt sich grau und leer an. Ich habe zu nichts mehr Lust, überhaupt keine Interessen mehr. Nichts macht mir Freude, ich bin nur noch müde und habe Null Antrieb. Ich bin froh, wenn ich mittags aus dem Bett komme. Ich stehe meist morgens nicht mit den Kindern auf. Wenn, dann quäle ich mich, das Frühstück für sie zu machen, ich selbst haben keinen Hunger mehr, und lege mich dann auf alle Fälle wieder hin. In solchen depressiven Phasen bin ich den ganzen Tag im Schlafanzug. Wenn ich ein bisschen mehr Energie habe, schaue ich fern. Ich habe schlimme Schuldgefühle, weil ich meinen Kindern keine gute Mutter bin. Ich entschuldige mich dafür immer wieder bei meiner Tochter, die beruhigt mich dann. Auf meinen Sohn bin ich oft ärgerlich, weil der nicht folgt. Der ist wie sein Vater. Bei meiner zweiten Depression war ich für vier Wochen in der Klinik und seither bekomme ich von meinem Psychiater Medikamente, damit ich nachts besser schlafen kann und die Energie wiederkommt.«

Die Perspektive einer Mutter

Das emotionale Geschehen aus der Perspektive der Mutter anhand der vier Grundbedürfnisse von Klaus Grawe (2004) und der fünf Grundgefühle *Freude, Angst, Ekel, Kummer, Wut* kann so beschrieben werden:

- *Bindung:* Barbaras Bindungswünsche sind uneindeutig. Sie ist damals eine Beziehung zu Sebastian eingegangen, hat mit ihm zwei Kinder. Einerseits ist es das, was sie will, andererseits ist ihr oft die Nähe, insbesondere in den verstörenden Phasen der Depression, zu allen Menschen zu viel.
- *Lustgewinn:* In Phasen der Depression erscheint alles für Barbara grau und trist. Die Kinder sind anstrengend und laut. Das Empfinden von Freude ist nicht möglich. Auch das Teilen und Mitfreuen mit anderen ist erschwert oder nicht möglich, auch wenn sich die Kinder vielleicht sogar besonders anstrengen, ihrer Mama eine Freude zu machen. Auch die Bedürfnisse nach Intimität und Sexualität, selbst die Lust auf Essen sind weg.
- *Orientierung:* Barbara musste, seitdem sie Mutter ist, nicht nur für sich, sondern auch für ihre Kinder und ihre Partnerschaft planen

und organisieren. Dies betrifft viele Lebensbereiche wie Schule, Arbeit, Haushalt, Freizeit, Gesundheitsfürsorge. Das System Familie ist groß und in seiner Unvorhersehbarkeit komplex. Barbara fühlt sich aber ungenügend und überfordert, eigentlich bräuchte sie jemanden, der ihr Halt gibt und ihr hilft, die richtigen Entscheidungen zu treffen.
- *Selbstwert:* Barbara hatte noch nie eine besonders gute Meinung über sich. Durch ihre Rollen als Partnerin und Mutter ist dies eher noch schlimmer als besser geworden. Eigentlich würde sie ja gerne eine gute Mutter sein und sich um alles kümmern, aber ihr fehlt dazu zu oft die Kraft und das Selbstvertrauen.

In welchen Gefühlsempfindungen drückt sich nun Barbaras Bedürfnislage aus? Schauen wir uns das anhand der basalen Emotionen wie im Film *Alles steht Kopf* an:

- *Freude:* Wenn wir uns dieses Gefühl in Barbaras Schaltzentrale vorstellen, könnte da die quirlige Entertainerin Freude mit einer schweren Krankheit im Bett liegen. Sie ist ausgeknockt, k. o., nicht mehr handlungsfähig im Alltag. Sie braucht ganz dringend ärztliche oder therapeutische Hilfe, um wieder auf die Beine zu kommen.
- *Angst:* Angst hat die Aufgabe, uns vor Gefahren zu schützen. Barbara hat wenig Kraft, alles ist anstrengend. Angst hat eher eine Nebenrolle in Barbaras emotionalem Leben. Sie tritt eher in Erscheinung, wenn Kummer und Depression weniger präsent sind.
- *Ekel:* Ekel hat die wichtige Aufgabe, uns vor uns schädigenden Umweltreizen zu schützen. Auch Barbara hat Momente, in denen Ekel die Schaltzentrale ihrer Gefühlsregulation betritt. Dann stört sie das schmutzige Geschirr in der Spüle und die dreckige Wäsche vor der Waschmaschine. Und manchmal ekelt sie sich auch vor sich selbst als versagende Mutter.
- *Kummer:* Kummer ist die Gefühlschefin in Barbaras Leben. Sie schafft es, alle anderen Gefühle völlig an die Wand zu drücken. Sie ist machtvoll und stark. Aber auch irgendwie einsam. Sie hat eine starke neue Partnerin bekommen: die Depression. Die schafft es,

dass für Kummer genug Nahrung da ist und sie so dominant und stark in Barbaras Kommandozentrale steuern kann.

- *Wut:* Wut ist ein für Barbara auch bekanntes Gefühl. Sie kommt unvorhergesehen und plötzlich hervorgeschossen. Sie richtet sich dann besonders gegen Mitglieder der Familie. Gegen ihren Exmann Sebastian lässt Wut sich besonders gut richten. Er scheint der perfekte Sündenbock für Barbaras Probleme zu sein. Wenn er »schuld« ist, hat ihre Wut einen guten Grund, auf ihn loszugehen.
- *Depression:* Depression mischt überall mit, entzieht Energie und Kraft, lässt die anderen vier gar nicht mehr richtig zum Zuge kommen. Ihre Macht und Stärke zieht sie daraus, dass die meisten Menschen im Außen sie nicht kennen oder nicht wahrhaben wollen. Die anderen denken, Barbara sei einfach faul und sie solle sich nicht so anstellen. Auf jeden Fall nehmen viele sie, die Depression, nicht ernst. Das ist gut für Depression, so kann sie sich gut in Barbaras Leben einnisten.

Was Barbara im Umgang mit ihrer Gefühlswelt helfen würde

Hinschauen und verstehen, was mit einem los ist, ist immer hilfreich. Da Gefühle nicht als Gegenstand greifbar sind, empfehlen wir die Vorstellung und Konkretisierung des Gefühlslebens anhand von Emojis oder Figuren, z. B. wie oben anhand der Figuren aus *Alles steht Kopf* beschrieben.

- Überlegen Sie, welche Gefühle besonders stark sind, welche verschwunden sind, welche nur in bestimmten Situationen oder bei bestimmten Menschen auftauchen. Stellen Sie sich diese Figuren wie auf einem Foto oder Bühne vor. Wer steht vorne, hinten, ist zu sehen oder braucht den ganzen Raum? Was würden Sie als Regisseur*in verändern, damit das Gesamtbild harmonischer und balancierter wird oder sich einfach besser für Sie anfühlt? Gibt es eine Figur, die Unterstützung braucht (in unserem Beispiel wären es Freude und Depression).
- Nach dem Verstehen und Sichtbarmachen, gäbe es weitere Schritte, die einem psychisch erkrankten Elternteil im Umgang mit der eige-

nen Gefühlswelt und den Gefühlen der Kinder helfen können: Barbara ist eine psychisch kranke Frau, die psychotherapeutische Hilfe benötigt. Diese Hilfe kann aus Psychotherapie und medikamentöser Therapie bestehen. Hier geht es vor allem um die Stärkung ihrer emotionalen Balance. Hierzu ist es wichtig, dass sowohl Barbara als auch ihr Umfeld sich ihre Krankheit eingestehen, sie ernst nehmen und nicht bagatellisieren. Also in unserer Metapher der Gefühlsschaltzentrale gesprochen, dass es neben den fünf Grundemotionen noch eine weitere Mitspielerin, die Depression gibt, die Beachtung und Versorgung benötigt. Dies ist ein für alle Beteiligten oft schwieriger, aber wichtiger Schritt, um den Teufelskreis zu durchbrechen.

- Menschen aus Barbaras Umfeld – eine Freundin, Erzieherin, Lehrerin – können eher unterstützen, wenn sie von Barbaras Depression wissen.
- Barbara könnte in ihrer Mutterrolle durch ambulante Hilfen des Jugendamtes unterstützt werden, z. B. eine Person (Sozialpädagogische Familienhilfe), die ihr im Alltag hilft, situationsangemessener auf ihre Kinder zu reagieren und den Alltag zu bewältigen. Auch eine zeitweise Unterbringung der Kinder in Betreuungsformen der stationären Jugendhilfe könnten Barbara entlasten, psychisch gesünder zu werden.
- Barbaras Sohn Benjamin zeigt auffälliges Verhalten im Kindergarten. Hier könnte vielleicht eine Kindertherapie angezeigt sein. In deren Rahmen kann Barbara auch Elterngespräche wahrnehmen. Dabei würde es um den Alltag und die Beziehung zu ihrem Kind gehen. Die Kindertherapeutin könnte Barbara Zusammenhänge zwischen Alltagsverhalten, Gefühlen und Bedürfnissen erklären und mit ihr üben, wie sie auf die Emotionen ihres Kindes noch reagieren kann. Hier ginge es dann um eine beidseitige Gefühlsregulation, ihre eigene Gefühlswelt und die ihres Kindes zu differenzieren und ihrem Kind den nötigen elterlichen Halt zu geben und Grenzen zu setzen.

Die Perspektive eines Vaters

Der Vater erlebt seine Exfrau Barbara und das Familiengeschehen wie folgt:

» *»Seit dem zweiten Lebensjahr unseres Sohnes bin ich getrennt von Barbara; ich bin 38 Jahre alt und habe wechselnde Jobs. Ich habe eine neue Partnerin. Meine Ex nervt mich, weil sie sich immer so hängenlässt. Die soll sich mal zusammenreißen, dann geht es den Kindern auch besser. Wenn die nicht so lasch gewesen wäre, dann hätte ich mich wahrscheinlich auch nicht getrennt. Früher fand ich sie ja mal richtig toll, die war da gut drauf. Wenn die Kinder bei mir sind, unternehmen wir immer was Schönes, damit meine Kinder nicht so traurig sind.«*

Das emotionale Geschehen aus der Perspektive des Vaters Sebastian anhand der vier Grundbedürfnisse und der fünf Grundgefühle:

- *Bindung:* Sebastian war zu Beginn ihrer Beziehung sehr verliebt in Barbara. Er konnte sich ein Leben mit ihr und den Kindern gut vorstellen. Im Laufe ihrer Ehe wurde er zunehmend frustrierter und enttäuschter. Das kam schleichend. Es war zu Beginn nicht fassbar für ihn. Irgendwann kam der Zeitpunkt, an dem Barbara ihm fremd wurde. Sebastian entschied sich für die Trennung.
- *Lustgewinn:* Sebastian war glücklich und verliebt in Barbara. Es war eine gute Zeit für ihn. Dann bekam Barbara Depressionen nach der Geburt der Tochter und noch einmal um die Zeit, in der er sich trennte. Aus Lust und Freude wurde Belastung und Anstrengung. Für Sebastian war nicht greifbar, wodurch dies genau passierte. Er litt und leidet mit an Barbaras Depression.
- *Orientierung:* Sebastian weiß eigentlich immer, was er im Leben will und wie er es erreichen kann. Als Partner von Barbara geht ihm dies allerdings leicht verloren. Er kann diese aber nicht greifen, nicht benennen und nicht verstehen. Er weiß dann nicht so recht, was jetzt dran ist. Was von ihm genau erwartet und gebraucht wird. Dies überträgt sich auch in Teilen auf seine Rolle als Vater von Benjamin und Sarah. Er möchte das ändern, weiß aber noch nicht wie.

- *Selbstwert:* Sebastians Selbstwert ist angeschlagen. Er kann sich in der Beziehung mit Barbara und als Vater seiner Kinder nicht wirklich zufrieden und ausgeglichen fühlen. Es überkommt ihn öfter ein Gedanke und Gefühl von »Ich bin nicht genug«. Das lässt ihn sehr unwohl sein. Das möchte er abschütteln.

Wie würde sich die Bedürfnislage von Sebastian emotional in seiner Schaltzentrale abbilden?

- *Freude:* Freude war zu Beginn der Beziehung und der Familiengründung eine lebendige Kraft für Sebastian. Aber dann hat sie sich verändert. Sie wurde schwächer und leiser. Die Trennung von Barbara war wie eine lebensrettende Maßnahme für Freude. Die Freude über die neue Partnerschaft lässt ihn auch wieder zu Kräften kommen.
- *Angst:* Es gab eine Zeit während Barbaras erster Depression, da ging es ihr so schlecht, dass sie nicht mehr leben wollte. Da war Angst in Sebastians Kommandozentrale dauerhaft im Einsatz. An ein Zur-Ruhe-Kommen war nicht zu denken. Inzwischen ist Barbara dank der Therapie und der Medikamente stabiler. Angst ist jetzt nur noch ab und zu präsent.
- *Ekel:* Ekel ist eigentlich eine stille Begleiterin in Sebastians Gefühlswelt. Sie meldet sich selten aus der Kommandozentrale. Aber zum Ende der Ehe mit Barbara hat sie sich zu Wort gemeldet. Da war das Chaos zuhause für ihn nicht mehr auszuhalten. Und der familiäre Alltag und Haushalt für Sebastian neben seinem Vollzeitjob nicht mehr zu schaffen. Aber Müll und Geschirr wurden schnell eklig. Und Barbaras Depression war sehr stark, sie hat da gar nichts mehr im Haushalt gemacht.
- *Kummer:* Kummer ist eine große und bedeutsame Kraft in Sebastians Kommandozentrale. Diese alltägliche Schwere in der Familie mit aushalten zu müssen, das gibt Sebastians Kummer Energie, da kann er wachsen. Kummer bleibt aber trotz seiner Größe und Stärke auffallend ruhig und im Hintergrund. Er ist für Sebastian schwer zu spüren und auch für Sebastians Familie und Freunde kaum zu entdecken.

- *Wut:* Wut ist sehr aktiv in Sebastians Kommandozentrale, auch wenn sie von den Emotionen Angst und Kummer noch gut in Schach gehalten wird. Seine Wut ist empört über die Ungerechtigkeiten, die Sebastian aushalten muss. Sie weiß auch nicht so recht, auf wenn sich ihre Attacken ausrichten soll: Wer ist eigentlich schuld oder Verursacher dieser ganzen Situation? Irgendwie scheint das alles von Barbara zu kommen, oder?

Was Sebastian im Umgang mit seiner Gefühlswelt helfen würde
Wie wir in diesem Ratgeber bereits geschrieben haben, sehen wir auch bei Angehörigen eine hohe Belastung durch die psychische Erkrankung des Partners oder der Partnerin. Auch hier wäre es gut, wenn Hilfe und Entlastung die Person erreichen würden.

Was dies erschwert, ist zum einen, dass es in der Regel für diese Belastung, wir haben sie auch Co-Erkrankung genannt, wenig Bewusstsein gibt. Wenige Menschen in der Familie oder im sozialen Umfeld des*der psychisch Kranken nehmen dies in der Regel war. Auch die Helfenden des Gesundheitssystems und der Familienhilfe haben ihren Fokus auf das erkrankte Familienmitglied.

Was dennoch wichtig und hilfreich ist:

- Der erste Schritt ist, dass Sebastian die psychische Erkrankung von Barbara als solche wahrnimmt. Das kann seine Wut auf sie reduzieren (Wut ist ein Energie-Räuber).
- Sebastian sollte seine Mitbelastung durch Barbaras Depression erkennen und eingestehen. Er sollte sich von dem Anspruch verabschieden, immer stark sein zu müssen, und sollte Hilfe von anderen annehmen können, um seine Belastung zu reduzieren.
- Beratungsstellen und Selbsthilfegruppen können gute Anlaufstellen sein, um sich selbst zu entlasten und zu verstehen, was in der Familie passiert und wer was braucht.
- Im Alltag sollte er nicht dauerhaft über seine eigenen Belastungsgrenzen gehen. Er braucht auch Auszeiten, Ausgleich, Freizeit.

Die Perspektive einer älteren Tochter

»*Sarah ist 9 Jahre alt, sie reagiert auf die Entschuldigungen der Mutter verständnisvoll und tröstet sie, wenn sie weinend in der Badewanne sitzt. Sarah geht auch mal einkaufen und passt auf den kleinen Bruder auf. Wenn sie beim Vater ist, ist sie eher einsilbig.*

Das emotionale Geschehen aus Sarahs Perspektive anhand der vier Grundbedürfnisse und der fünf Grundgefühle könnte wie folgt aussehen:

- *Bindung:* Sarah hat eine enge Bindung zu ihrer Mama. Sie würde alles dafür tun, damit es Mama besser geht. Leider geht es Mama oft nicht so gut. Dann kann Sarah nicht zur Schule gehen oder eine Freundin treffen. Denn wenn es Mama besonders schlecht geht, kann Sarah Mama damit helfen, dass sie bei ihr bleibt.
- *Lustgewinn:* Sarah weiß eigentlich nicht so genau, was ihr Spaß macht. Sie hat auch wenig Zeit, darüber nachzudenken. Sie hat ja alles Mögliche andere im Kopf, vor allem natürlich ihre Mama. Dazu noch ihren kleinen Bruder Benjamin. Und die Schule. Damit ist der Tag schon voll genug. Abends ist sie dann zu müde. Manchmal denkt sie beim Einschlafen, dass sie ihr Bild nicht fertig gemalt hat. Oder dass sie morgen nicht zum Kindertanzen gehen kann, wenn Mama wieder einen »Sofatag« hat.
- *Orientierung:* Sarah ist gut orientiert. Sie weiß, wo oben und unten ist. Wer die Guten und wer die Bösen sind. Wen sie um Hilfe fragen kann und bei wem sie es auch gleich lassen kann. Sie ist stolz darauf, dass sie gut Bescheid weiß und ihr Leben selbst so gut auf die Reihe bekommt. Mama sagt oft: »Sarah ist schon so selbständig für ihr Alter!«
- *Selbstwert:* Sarah weiß, dass sie »Mamas große Stütze« ist. Das macht sie stolz. In der Schule war sie in der 1. Klasse auch oft stolz. Da hat sie die Lehrerin oft gelobt, da war sie noch richtig gut. Jetzt hat sie eine neue Lehrerin. Die lobt sie nicht so oft. Und sie hat öfter ihre Hausaufgaben nicht gemacht. Das findet die neue Lehrerin

auch nicht so gut. Dann bekommt sie einen Strich und kein Lob. Dann fühlt Sarah sich klein und elend.

Wie sieht es auf der emotionalen Kommandozentrale von Tochter Sarah aus?

- *Freude:* Wenn Sarah malt oder tanzt, dann ist Freude ganz lebendig und präsent in ihrer Kommandozentrale. Dann ist die Welt leicht und bunt und schön. Leider kommen dann oft Wut und Kummer und übernehmen das Kommando.
- *Angst:* Angst hat, wenn man so will, einen ständigen Sitz in Sarahs Kommandozentrale. Sie muss aufpassen. Immer. Ohne Pause. Es könnte ja jederzeit was passieren. Mit Mama. Oder mit Benjamin. Beides wäre furchtbar für Sarah. Sie ist ja für beide verantwortlich. Deshalb passt Angst auf, ob Gefahr droht.
- *Ekel:* Manchmal sucht Sarah einen sauberen Pulli oder eine saubere Leggings in ihrem Schrank, aber da ist keine mehr. Sie konnte es schon als Baby nicht leiden, sich dreckig zu machen, denn dann ist Ekel sofort im Dienst und brüllt rum. Es hilft, dass Mama an manchen Tagen die Waschmaschine anstellt.
- *Kummer:* Kummer macht sich große Sorgen um Mama. Ihm geht es deshalb oft gar nicht gut. Er wirkt dann ganz schlapp und kraftlos. Sarahs Kummer denkt dann manchmal, dass Mama vielleicht eines Tages ganz verschwunden sein könnte. Das ist ein unerträglicher Gedanke, der lässt Sarah innerlich in Tränen ausbrechen und heftig schluchzen.
- *Wut:* Man merkt es Sarah außen so gut wie gar nicht an, dass Wut in ihrer Kommandozentrale eine so bedeutsame Position hat, denn Sarah würde eher platzen, als jemandem sagen, dass sie wütend ist. Sie verpasst ihrer Wut häufig einen Maulkorb und ein Handlungsverbot, sie wird auf der Reservebank außer Gefecht gesetzt, denn nach außen könnte sie gefährlich werden.

Was Sarah im Umgang mit ihrer Gefühlswelt helfen würde
Für Sarah wäre wichtig, dass ihr Umfeld erkennt, das sie Aufgaben für sich und ihre Eltern übernimmt, was sie selbst in ihrer Entwicklung hemmt. In dieser parentifizierten Rolle ist Sarah ein gut funktionierendes Kind. Die Außenwelt bemerkt in der Regel ihre Nöte nicht.

Sarah könnte von diesen Hilfen profitieren:

- Sie sollte mehr gesehen und gehalten zu werden, als sie es in im jetzigen Familienalltag erleben kann. Hier können andere erwachsene Bezugspersonen für sie da sein, z. B. Familienangehörige, Lehrer*innen, Trainer*innen vom Kindertanzen.
- Sarah könnte auch in einer Ganztagsschule oder in einer Tagesgruppe betreut werden. Das würde ihr einen guten Entwicklungsrahmen bieten und die Mutter bei der Versorgung entlasten.

Die Perspektive eines jüngeren Sohnes

»*Benjamin ist 6 Jahre alt, er geht in den Kindergarten, seine Einschulung im nächsten Sommer wurde zurückgestellt, da er verhaltensauffällig im Kindergarten ist. Er prügelt sich mit anderen Kindern. Und er vermisst den Papa.*

Das emotionale Geschehen aus der Perspektive des Sohnes Benjamin anhand der vier Grundbedürfnisse und der fünf Grundgefühle:

- *Bindung:* Benjamin hatte einen schwierigen Beziehungsstart mit seiner Mama. Barbara hatte einen Depressionsschub nach seiner Geburt, eine postpartale Depression. Die Versorgung ihres Kindes und die emotionale Kontaktaufnahme fielen ihr deshalb schwer. Benjamin hat viel Nähe und Zuwendung von seinem Papa Sebastian in dieser Zeit erfahren. Aber Papa ist ausgezogen und er sieht ihn nur alle zwei Wochenenden. Er vermisst Papa sehr.
- *Lustgewinn:* Benjamin isst gerne. Vor allem Schokolade und Chips. »Zum Glück« ist Mama da nicht so streng und lässt ihn essen, was und wie viel er mag. In der Kita sind sie da anders. Das findet Benjamin doof. Und zum Zahnarzt mag er auch nicht mehr. Der hat

gesagt, dass er Löcher in den Zähnen hat, und dann hat er ihm mit seinen Instrumenten weh getan. Da hatte Benjamin dann auch keine Lust mehr auf Schokolade und hat geweint.

- *Orientierung:* Als Papa zu seiner neuen Freundin gezogen ist, da war Benjamin ganz schön durcheinander. Es war verwirrend, dass er weg war. Und dass es da eine neue Frau in Papas Leben gibt. Aber er kommt damit klar. Blöd ist nur, dass er jetzt bald nicht mehr in den Kindergarten gehen darf, sondern in die Schule soll. Das ist wieder so was Blödes. Das will Benjamin nicht. Er mag das, was er kennt.
- *Selbstwert:* Benjamin ist nicht so wahnsinnig stolz auf sich. Er kennt viele Kinder und auch seine große Schwester, die vieles besser können als er selbst. Er weiß eigentlich nicht so genau, was er gut kann. Bis auf eine Sache: Im Kindergarten ist er schon so ziemlich der Stärkste – da kann er fast alle anderen Jungs verprügeln und ist der Gewinner, zumindest wenn die Erzieherinnen nicht schnell genug da sind.

Wie sieht die emotionale Regie in der Kommandozentrale von Sohn Benjamin aus?

- *Freude:* Freude hat nur noch einen Teilzeitjob in Benjamins Kommandozentrale. Sie fühlt sich wenig gebraucht. Ab und an fühlt sie sich aber mal gerufen, z. B. wenn Papa Zeit zum Fußballspielen hat oder Mama mit ihm auf den Spielplatz geht.
- *Angst:* Angst hat einen festen Platz in Benjamins Kommandozentrale, auch wenn sie nicht so präsent ist wie seine Wut. Sie meldet sich z. B., wenn mal ein Papa-Wochenende ausfällt oder Mama länger weg ist. Blöd ist, dass niemand da draußen eine Ahnung von Benjamins Angst hat, da man sie von außen so schwer sehen kann.
- *Ekel:* Neben Kummer und Wut hat Ekel kaum noch Platz in Benjamins Kommandozentrale. Aber bei Notfällen ist er da. Zum Beispiel, wenn Benjamin die vergessene Brotdose mit dem verschimmelten Brot im Kindergarten auspackt. Das riecht so schlimm, da wird Ekel ganz munter und keiner der anderen stellt dann noch in Frage, dass sie jetzt das Sagen hat.

- *Kummer:* Kummer ist auch eine große Nummer bei Benjamin. Er fühlt sich oft schrecklich einsam und allein auf dieser Welt. Früher hat er auch geweint. Das hat aber nichts gebracht. Jetzt isst er lieber Schokolade, die schmeckt lecker und hinterher fühlt er sich besser.
- *Wut:* Wut ist die Chefin in Benjamins Kommandozentrale. Sie ist groß und stark und weiß, wo es langgeht. Am meisten tritt die Wut im Kindergarten nach außen auf. Da kann sie am besten wüten. Da ist es nicht so gefährlich, wenn sie sich zeigt. Eigentlich müsste sie auch zu Hause toben, aber Mama wirkt immer so schwach und zerbrechlich, da würde sie die Wut bestimmt zerstören, oder? Und wenn sie sich gegen Papa wenden würde, würde der vielleicht Benjamin am Wochenende nicht mehr zu sich holen und hätte ihn nicht mehr lieb. Nein, beides ist zu gefährlich. Dann lieber im Kindergarten, da ist es nicht so gefährlich.

Was Benjamin im Umgang mit seiner Gefühlswelt helfen würde

- Benjamin braucht es, mehr gesehen und gehalten werden, als er es in seiner jetzigen Familiensituation erleben kann. Hier können andere erwachsene Bezugspersonen für ihn da sein, z. B. Familienangehörige, Erzieher*innen, Trainer*innen.
- Er kann hier auch durch ein professionelles Helfersystem unterstützt werden. So könnte Benjamin z. B. als Schulkind durch eine Ganztagsschule oder eine Tagesgruppe betreut werden. Dies würde auch seine Mutter Barbara entlasten und ihr helfen, schneller wieder gesund zu werden.
- Sind Benjamins Verhaltensauffälligkeiten im Kindergarten anhaltend und belastend für alle Beteiligten (ihn selbst, die Betreuenden und die anderen Kinder), kann man in einer psychotherapeutischen Sprechstunde bei einem oder einer Kinder- und Jugendlichenpsychotherapeut*in feststellen lassen, ob eine Kindertherapie helfen kann. Hier bekäme Benjamin und sein Bezugssystem (Eltern und Kindergarten) einen haltgebenden Gesprächs- und Spielrahmen, um über Gefühle und Bedürfnisse sprechen zu können.

Wir wollen uns nun nachfolgend um die Frage kümmern, wie Sie mit Ihrem Kind reden und etwas über seine Gefühlswelt erfahren können. Denn die kann, wie wir anhand des Beispiels von Familie Meier gesehen haben, oft im Außen verdeckt und uneindeutig sein.

6.2 Wie geht es meinem Kind? – Wege zum Sichtbarmachen von Gefühlen

Wenn wir über psychische Erkrankungen sprechen, sprechen wir auch immer darüber, dass etwas mit unseren Gefühlen nicht in Ordnung ist. Die Gefühle sind »durcheinander« oder »in Unordnung geraten«. Dies sind Umschreibungen, mit denen wir versuchen, unser Gefühlschaos oder unseren Gefühlsdschungel zu beschreiben.

Worte für Gefühle zu finden, sie richtig zu benennen und zu verstehen ist dabei der erste wichtige Schritt. Und der ist manchmal gar nicht so leicht, schließlich sind Gefühle nichts Sichtbares.

Um mit Kindern und Jugendlichen über ihre Gefühle und die Gefühle ihrer Eltern zu sprechen, gibt es verschiedene Hilfsmittel, von denen wir hier vier vorstellen möchten: die Gefühle-Uhr, die Seelenkarte, Tierfiguren oder Handpuppen und Emojis. Sie können als Eltern diese Hilfsmittel selbst einsetzen. Oder Sie bekommen eine Vorstellung davon, wie Berater*innen und Therapeut*innen mit Ihrem Kind das Thema Gefühle angehen.

Die Gefühle-Uhr

Die Gefühle-Uhr ist eine Uhr auf Papier oder Pappe, auf der statt Uhrzeiten sechs emotionale Zustände abgebildet sind (s. Abb. 12). Ohne wissen zu müssen, wie das Gefühl heißt, können Kinder den Zeiger auf das von Ihnen gespürte Gefühl drehen. Auch wenn die Kinder dann nicht weiter darüber reden wollen, haben Sie als Erwachsene eine Information bekommen, wie es Ihrem Kind gerade geht.

Die Gefühle-Uhr stammt aus der *Kindergartenbox »Entdecken, schauen, fühlen!«*, die sie nachbasteln können. Sie können selber zeichnen oder Fotos aus dem Internet heraussuchen. Ziel der Vorlagen sollte sein, dass verschiedene emotionale Zustände über den mimischen Ausdruck sichtbar werden.

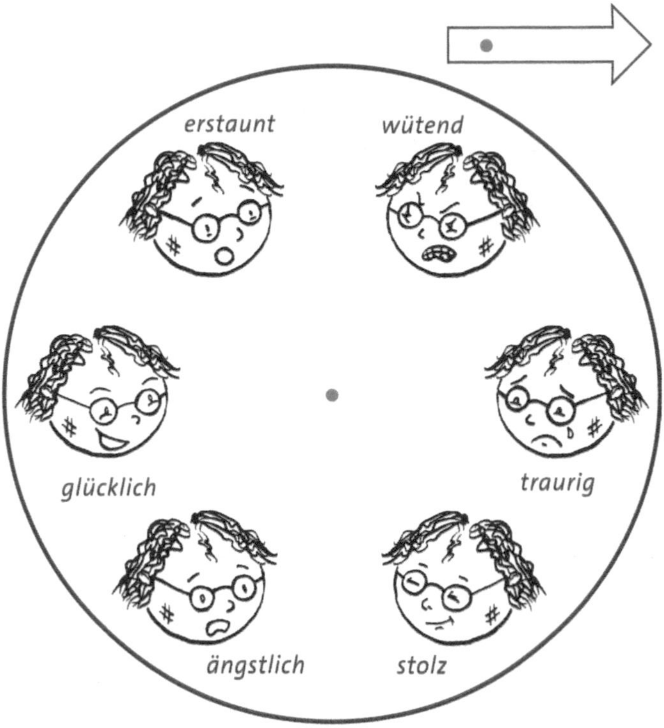

Abb. 12 Gefühle-Uhr. Aus Medienpaket »Die Kindergartenbox: Entdecken, Schauen, Fühlen« mit freundlicher Genehmigung der Bundeszentrale für gesundheitliche Aufklärung (BZgA), jetzt Bundesinstitut für Öffentliche Gesundheit (BIÖG)

Wenn Sie die Gefühle-Uhr beispielsweise zentral in der Küche oder im Wohnzimmer aufhängen, kann Ihr Kind jederzeit den Zeiger entsprechend seiner Befindlichkeit einstellen (bei mehreren Kindern mehrere Uhren oder mehrere Zeiger). Es ist natürlich auch möglich, dass die ganze Familie dabei mitmacht, schließlich sind alle beim Thema Gefühle beteiligt. Und Sie befinden sich ja gerade in einer gefühlsmäßig schwierigen familiären Situation, denn Sie haben ein Familienmitglied mit einer psychischen Problematik. Da stehen Sie eigentlich permanent auf dem Balancierseil zwischen »über Gefühle sprechen« und »nicht über Gefühle sprechen« – beides kann zugleich richtig und falsch sein. Wie also das zur Sprache bringen, was schwierig auszudrücken ist?

Mit Hilfe der Uhr kann jede*r etwas über sich preisgeben, ohne viel sagen zu müssen. Alle, die mitmachen und auch auf die Uhren oder Zeiger der anderen schauen, haben eine Basisinformation über die anderen:

- Ihr Sohn Peter ist heute wütend, okay, da ist Vorsicht und Fingerspitzengefühl angesagt.
- Mamas Zeiger steht auf traurig – vielleicht braucht sie eine Umarmung.
- Papa kommt stolz von der Arbeit: Er ist heute befördert worden. Vielleicht erlaubt er heute Abend noch, dass wir zusammen Champions League schauen?

Die Seelenlandkarte

Eine ähnliche Vorgehensweise wie die Gefühle-Uhr ist die Seelenlandkarte. Dabei handelt es sich um die Abbildung einer Landschaft voller Gefühlsorte (s. Abb. 13). Sie eignet sich für ältere Kinder, Jugendliche und natürlich auch Erwachsene, um sich über Gefühle auszutauschen.

Der Clou hierbei ist, dass Sie nicht nur sich selbst auf der Karte verorten können, sondern auch Ihr Gegenüber. Dadurch wird schon viel aus der Innen- und Außenwelt der Interaktionspartner*innen sichtbar.

Für die Seelenlandkarte brauchen Sie folgende Gegenstände:

- Zettel mit einer Auswahl der oben genannten Begriffe
- mehrfarbige Spielfiguren, z. B. aus einem Mensch-ärgere-dich-nicht-Spiel
- etwas Material zum Gestalten einer Landkarte (mithilfe von z. B. Tüchern, bunten Papieren oder ein paar Schnüren)

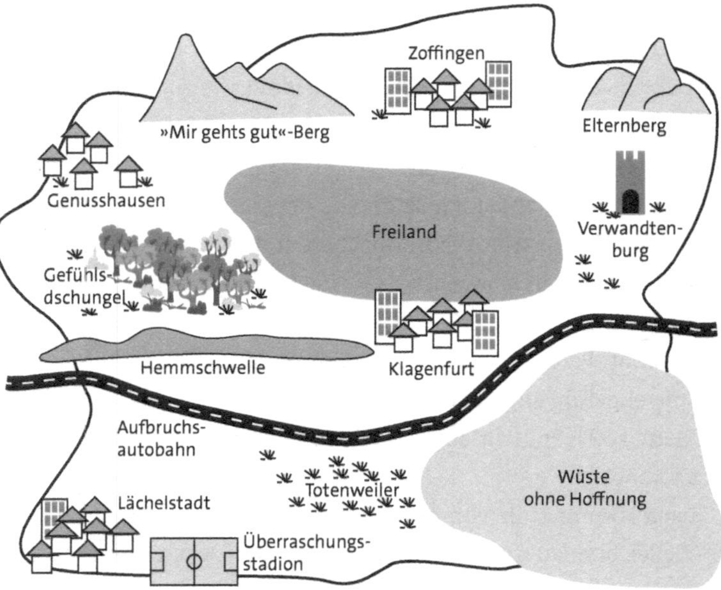

Abb. 13 Ausschnitt aus einer Seelenlandkarte (McClymont-Nielitz & Meents, 2019; Ursprungsquelle: Schabel 1994, unveröffentlicht)

Beispiele für Seelenorte auf der Seelenlandkarte, zu denen Sie eigene dazuerfinden können, sind:

- Bitterfeld
- Elternberg
- Enttäuschungsschlucht
- Freudenstrom
- Frustsumpf
- Genusshausen
- Hasstal
- Jubelburg
- Klagenfurt
- Kritikrücken
- Lächelstadt
- »Mir gehts gut«-Berg
- Munteres Bächlein
- Null-Bock-Tümpel
- Quelle des Glücks
- Schmollhöhle
- Schmusewiese
- Stressmühle
- Tränenmeer
- Wüste ohne Hoffnung
- Zauberwald
- Zoffingen

Für das Vorgehen stellen wir uns folgenden Fall vor: Sie möchten mit Ihrer 14-jährigen Tochter darüber sprechen, was gerade bei ihr los ist, und dass ihr Verhalten Sie stört.

- Sie positionieren zwei Spielfiguren auf der Landkarte:
  - Die Figur Ihrer Tochter stellen Sie auf den *Null-Bock-Tümpel* und sagen beispielsweise: »Ich erlebe dich in letzter Zeit so energielos. Ich habe den Eindruck, dir ist alles egal.«
  - Ihre eigene Figur stellen Sie auf den *Elternberg*: »Ich mache mir Sorgen um dich. Aber ich ärgere mich auch über das Chaos, das du überall hinterlässt.« Damit machen Sie die von Ihnen erlebte Situation sichtbar.
- Ihre Tochter hat nun Gelegenheit, aus ihrer Perspektive auf die Situation zu reagieren. Sie nimmt zwei neue, anders farbige Spielfiguren und stellt sie auf die Seelenlandkarte dazu:
  - Die Figur für sich selbst stellt sie in den *Kummersee* und erläutert: »Ich habe gerade total viel Stress mit meiner besten Freundin. Ich mag gar nicht mehr zur Schule gehen. Die mobben mich jetzt alle und in der Pause und im Bus bin ich total alleine.«
  - Dann stellt sie eine Figur für Sie als Mutter in die Stadt *Zoffingen*: »Und zuhause mit dir gibt es auch nur Stress und Streit im Moment. Immer nervst du rum, wegen Aufräumen und so. Das kann ich jetzt echt nicht gebrauchen.«

Sie haben mit diesem kurzen Gespräch über die Figuren auf der Karte viel von Ihrer Tochter erfahren und sie von Ihnen. Ihr Erleben und das Ihres Kindes sind ähnlich in der Qualität, aber verschieden in den Ursachen. Diese Kenntnis über die Innenwelt des Gegenübers hilft Ihnen in der Empathie, im Mitgefühl miteinander zu bleiben.

Tierfiguren und Handpuppen

Ein Kind zu fragen, wie es sich fühlt, kann manchmal ein mühsames und ergebnisarmes Unterfangen sein. Über sich und sein eigenes Befinden nachzudenken und Worte zu finden, fällt Kindern in der Regel schwer.

Dennoch ist ein Kind in der Lage, sich und seine Befindlichkeit auszudrücken. Tierfiguren, Puppen oder Handpuppen können hierbei helfen. Nachfolgend ein paar Beispiele für Hilfsmittel, mit denen Eltern mit Kindern sprechen können, um für sich und das Kind die eigene emotionale Innenwelt sichtbar und verstehbar zu machen.

Rollenspiel mit dem Kind. Beispiel: Ein Mädchen und eine Erwachsene spielen Kinderarzt mit einer Puppe. Die Puppe ist krank und wird zu einer Ärztin gebracht. Dort wird das Puppenkind eingehend untersucht. Körperliche und Verhaltensmerkmale können in diesem Spiel erkundet, benannt und versorgt werden. Das spielende Kind gibt darüber auch Auskunft, womit es beschäftigt ist, was es erlebt hat, wie es ihm geht und was es selbst an ausreichender oder unzureichender Fürsorge und Aufmerksamkeit erfahren hat. Im Spiel mit dem Kind kann ich als Erwachsene*r auch auf die Gefühle des Kindes eingehen: »Es hat bestimmt Angst vor der Spritze« oder »Es weint, weil es seine Mama vermisst«.

Spiel mit Handpuppen oder Plüschfiguren. Beispiel: Ein Junge greift sich ein Krokodil und attackiert damit spielerisch seine erwachsene Mitspielerin. Wütend zu sein, ist kein einfaches Gefühl. Und es ist häufig unerwünscht oder fehl am Platz. Dann muss die Wut erst mal versteckt werden. Wütend und aggressiv ist dann das Krokodil, nicht der Junge. Die Gefühle, auch wenn sie zum Kind gehören, kommen so mehr in die Distanz und werden für die beiden Spieler*innen benennbar. Zum Beispiel könnte die erwachsene Mitspielerin sagen: »Huch! Das Krokodil ist ja ganz schön wütend und attackiert mich. Was ist denn da los? Was habe ich denn gemacht? Oder habe ich etwas vergessen, was das Krokodil braucht oder gefragt hat?« So kommen sie spielerisch mit dem Kind ins Gespräch und erfahren, wo der Schuh drückt. Eine Übersetzung in die Alltagsrealität ist hierbei übrigens nicht nötig. Wenn Sie das Kind und seine Gefühle im Spiel verstehen und mit ihm im Spiel Antworten und Lösungen für die Wut des Krokodils finden, wird sich auch die Beziehung im Alltag verändern und klären. Schließlich bringen beide, die erwachsene Person und das Kind, das Wissen um das Krokodil aus dem Spiel mit ein.

Tierfiguren aufstellen. Beispiel: Ein Junge mit getrenntlebenden Eltern. Manchmal haben wir in Bezug auf eine Situation oder eine Person mehr als *ein* Gefühl. Zum Beispiel kann ich auf jemanden wütend sein und ihn trotzdem lieben. Durch das gleichzeitige Vorhandensein verschiedener Gefühle sind diese oft schwieriger zu erkennen. Sie können hier aus dem Fundus des Kinderzimmers schöpfen, die einzelnen Gefühle figürlich trennen und dadurch klar benennen. Ein Junge hat z. B. zwiespältige Gefühle gegenüber seinem getrenntlebenden Vater. Einerseits ist er wütend, dass er die Familie verlassen hat. Anderseits ist er traurig und vermisst den Vater. Sie fordern ihn auf, für die Wut und die Trauer zwei verschiedene Tierfiguren zu wählen. Er wählt für die Wut einen feuerspeienden Drachen, für die Trauer ein kleines weißes Kaninchen. Nun treten die Gefühle deutlich hervor und sind besprechbar.

Emojis

Für das Gespräch mit Ihrem älteren Kind können Sie gut Emojis benutzen. Der Vorteil hier: Sie sind nah an der sozialen Lebenswelt Ihres Teenagers, der tagtäglich mit dem Smartphone kommuniziert. Das verschafft Ihrem Kind einen Heimvorteil, in dem es sich auskennt und sicher fühlt.

Teenager und junge Erwachsene ziehen sich tendenziell mehr aus dem familiären Alltag zurück. Sie verbringen die meiste Zeit mit ihren Freunden, ihrer Clique. Sie haben aber durchaus noch ein Beziehungs- und Gesprächsanliegen gegenüber ihren Eltern. Jugendliche wollen ihren eigenen Freiraum, möchten mitreden, mitgestalten, ihr eigenes Ding machen und in ihren Ideen gesehen und respektiert werden. Lassen Sie sich darauf ein. Es ist ein guter Start für das Gespräch, dass Sie mit Ihrem nun fast erwachsenen Kind führen wollen, wenn Sie nicht alles fertig durchplanen. Gehen Sie wie folgt vor:

- Vereinbaren Sie einen Zeitpunkt mit Ihrem Teenager. Zu diesem Gespräch ist das Mitbringen des Smartphones ausdrücklich erlaubt.
- Klären Sie trotzdem zu Beginn des Gespräches, ob Ihr Kind in den nächsten Minuten wichtige Nachrichten erwartet, auf die es sofort reagieren möchte.

- Machen Sie deutlich, dass Sie sich ein paar Minuten ungestörte Zeit miteinander wünschen. Betonen Sie dabei den Wunsch, nicht Ihre persönliche Not. Lassen Sie ihn spüren, dass es Ihnen hier um etwas Gemeinsames geht.
  - Zum Beispiel: »Schön, dass wir heute reden können, dass du Zeit hast. Wäre es für dich möglich, dass wir 20 Minuten ungestört reden können? Ich glaube, das Thema, über das ich reden möchte, ist für uns beide nicht ganz einfach. Ich möchte nämlich über Gefühle reden. Über deine. Und meine. Und was gerade bei uns in der Familie los ist. Und dass ich denke, dass etwas mit Papa los ist. Ich weiß, du magst es nicht, das Reden. Aber könnten wir uns vielleicht mithilfe der Emojis im Handy verständigen, wenn das Reden über Gefühle zu schwierig ist? Über Papa, deinen Freund Felix? Du kannst natürlich auch mich fragen: meine Kündigung im Job oder der Streit mit Papa wegen der Sommerferien. Dass es Papa gerade nicht gut geht. Was du wissen willst. Wir schicken uns dazu gegenseitig ein Emoji, vielleicht auch mehrere, aber nicht mehr als fünf. Dazu darf natürlich auch alles andere gesagt und gefragt werden. Was meinst du? Okay?«
- Ihre Tochter wird vermutlich ein ähnliches Erleben des familiären Alltags haben und in das Gespräch einwilligen. Aber sie wird auch die eine oder andere Absprache mitgestalten wollen, vielleicht muss sie noch kurz ihre Freundin anrufen oder ihr Insta checken. Sie möchte vielleicht keine Fragen beantworten müssen, wenn sie das überfordert. Oder sie möchte, dass Sie ihr einen Kakao machen. Überlegen Sie auch gemeinsam, wo das Gespräch für sie beide stattfinden kann: Das Wohnzimmer wäre eine Möglichkeit, wenn Sie dort genug Ruhe finden. Vielleicht fühlt sich Ihre Tochter in ihrem eigenen Zimmer aber auch am wohlsten.

6.3 Fazit: Die familiäre Welt voller Gefühle

Wie wir in diesem Kapitel gesehen haben, ist die Welt der Gefühle in einer Familie sehr vielseitig und komplex. Alle leben in der eigenen Gefühlswelt, die aber mit der Gefühlswelt der Familienangehörigen zusammenhängt.

Wir haben mithilfe verschiedener Techniken zur Veranschaulichung versucht, die Gefühlswelt innerhalb von familiären Beziehungen sichtbar werden zu lassen:

- Gefühle als Figuren in einer *emotionalen Kommandozentrale*
- Gefühle von Familienmitgliedern auf einer *Gefühle-Uhr*
- Gefühle als *Seelenorte* in einer Landschaft
- Gefühle über Handpuppen oder Spielfiguren
- Gefühle als *Emojis*

Wir möchten Sie ermutigen: Vergegenwärtigen Sie sich Ihrer eigenen Gefühle und die Gefühle Ihrer Familienmitglieder. Wenn Sie möchten, nutzen Sie dazu unsere Vorschläge aus diesem Kapitel.

Psychische Erkrankungen bringen eine zusätzliche Gefühlsqualität in eine Familie. Eine Person in der Familie hat eine psychische Erkrankung. Aber alle sind davon emotional mit betroffen.

Wenn es Ihnen gelungen ist, über die Gefühle in Ihrer Familie und die Belastung durch die psychische Erkrankung zu sprechen, werden Sie eine große Erleichterung bei allen spüren. Und weitere, nächste Schritte werden dadurch möglich sein.

Der sichere Ort

Was wir Ihnen am Ende dieses Kapitels über Gefühle und Gefühlsregulation noch mitgeben wollen, ist eine Stabilisierungstechnik, die Ihnen helfen kann, Ihre innere Balance zu verbessern oder unter Belastung wiederherzustellen: der sichere Ort. Der sichere Ort ist eine Imaginations- und Stabilisierungstechnik. Er kann Ihnen dabei helfen, die durch eine Krise oder eine traumatische Erfahrung wie Gewalt verlorengegangene Sicherheit wiederherzustellen.

Beim sicheren Ort handelt es sich nicht um einen realen Ort, den Sie aufsuchen, sondern um einen Ort in Ihrer Fantasie. Dies hat den Vorteil, dass Sie ihn zum einen jederzeit aufsuchen können, zum anderen, dass Sie ihn für sich genauso gestalten können, wie Sie es brauchen. Sie brauchen auf niemanden Rücksicht nehmen oder sich anpassen. Wenn an Ihrem sicheren Ort die Sonne scheint und eine Sonnenliege für Sie bereitsteht, es frische Erdbeeren oder Eistee gibt, dann wird er genau dies beinhalten.

Ihr sicherer Ort kommt aus der Rubrik Ressourcenszene. Dies bedeutet, dass Sie ihn mit allem einrichten können, was Sie unterstützt und Ihnen Kraft und Schutz gibt. Er kann auch Schutzelemente wie Zäune oder Türen beinhaltet, wenn es darum geht, etwas von Ihnen fernzuhalten, das Sie stresst. Der sichere Ort kann drinnen oder draußen sein, also in einem Haus oder in der freien Natur. Sie bestimmen, welcher Flecken der Welt oder welcher Rahmen Ihnen das Gefühl von Sicherheit und innerem Frieden schenkt.

Der sichere Ort entsteht in Ihrer Fantasie, deshalb nennen wir es eine Imaginationstechnik. Sie können ihn aber auch nach außen in die reale Welt bringen: Malen oder zeichnen Sie ihn. Bauen Sie ihn mit Bausteinen oder Holzfiguren. Dadurch können Sie Ihr Erleben noch steigern und haben auch die Möglichkeit, z.B. ein Foto davon zu machen. Dies kann Sie in einem Moment der Krise oder Kraftlosigkeit zusätzlich unterstützen.

Übung »Der sichere Ort«

- Entspannen Sie sich und führen die Sie Ihre persönliche Ausgestaltung des sicheren Ortes an einem Tag durch, an dem es Ihnen besser geht und Sie Zeit und Ruhe finden.
- Stellen Sie sich nun vor, dass Sie sich an einem sicheren Ort, einem echten Wohlfühlort, befinden. Hier fühlen Sie sich geborgen. Hier fühlen Sie sich wohl. Hier sind Sie ganz Sie selbst.
- Der Ort, den Sie gestalten, kann ein realer oder frei erfundener Ort sein. Allerdings ist wichtig, dass es ein Ort für Sie allein ist und Sie auch an diesem Ort allein sind. Es ist Ihr persönlicher innerer Rückzugsort. Darin hat niemand anderes etwas zu suchen.

- Stellen Sie sich ein paar Minuten lang vor, wie es an Ihrem sicheren Ort aussieht, also die Einzelheiten wie Bäume, Wasser, Berge. Stellen Sie sich auch vor, ob es dort kalt oder warm ist, was es zu hören gibt, welche Gerüche es gibt usw. Gestalten Sie alles so, dass es bei Ihnen Entspannung auslöst.
- Nutzen Sie nun Ihren persönlichen sicheren Ort regelmäßig zur Stärkung und Entspannung im Alltag: Nutzen Sie die Mittagspause nicht nur für eine Tasse Kaffee oder eine Zigarette, sondern auch für das Aufsuchen Ihres sicheren Ortes im Geiste. Nehmen Sie sich einen Moment Zeit, atmen Sie bewusst ein und aus und stellen sich Ihren Ort vor.
- Sie können den sicheren Ort auch im Moment der Krise und Belastung nutzen, auch wenn es hier ein bisschen mehr Übung braucht. Wenn Ihre Kinder mal wieder zu sehr aufdrehen oder Ihr Chef Sie mit Arbeit überhäuft: Gehen Sie an Ihren sicheren Ort. Atmen und zählen Sie bis 5. Dann wenden Sie Ihren Fokus wieder Ihrem Gegenüber im Außen zu. Vielleicht reicht dies schon, damit Sie dem äußeren Sturm standhalten können. Wenn nicht: Wiederholen Sie die Imagination. Hält die Belastungssituation an und setzt Sie trotz der Imagination weiter unter Druck: Gehen Sie auf Distanz, entschuldigen Sie sich mit einem »Ich muss mal kurz an die frische Luft, es wird mir gerade zu eng, zu viel hier. Ich bin gleich wieder da«.

7 Rollen in Familien

Wie in allen Gruppen besetzen die einzelnen Mitglieder einer Familie eine bestimmte Rolle. Die einen sind z. B. die »Nörgler«, die an allem etwas auszusetzen haben, die anderen die »Stillen«, die sich bei Konflikten zurückziehen. Natürlich wählen Familienmitglieder ihre Rollen nicht bewusst. Jeder Mensch hat seine eigene Persönlichkeit, die ihn eher die eine und weniger die andere Rolle spielen lässt.

Zu den einzelnen Rollen gibt es Gegenrollen, die »Mitspieler*innen«, die gemeinsam die Dynamik der Beziehung am Laufen halten. Möchten wir verstehen, was das Verhalten der Familienmitglieder bedeutet, müssen wir auf das ganze Familiensystem schauen – sowohl auf die Rolle des einen als auch auf die korrespondierende Rolle des anderen. So können wir feststellen, wie wir als Familie miteinander ticken, und können auch bei manchen Besonderheiten schmunzeln. Gerade wenn die Besonderheit eine psychische Erkrankung ist, kann etwas Humor das ganze System entspannen.

Folgende Konstellationen sind eine repräsentative Auswahl. Vielleicht kennen Sie in Ihrer Familie ganz andere Varianten. Welche Konstellation auch immer sie haben: Wenn Sie an einem Punkt sind, dass ein oder mehrere Familienmitglieder leiden, scheuen Sie sich nicht, sich an Fachleute zu wenden. Vielleicht werden Sie hören, dass dies vielen anderen Familien auch so geht, und beruhigen sich. Oder Sie erfahren, wie Ihnen geholfen werden kann.

7.1 Symptomträger*innen und Entlastete

Ein*e Symptomträger*in, auch Indexpatient*in genannt, ist die Person in der Familie, die stellvertretend für die Familie auffällige Symptome zeigt. Wenn ein Kind z. B. Schulangst entwickelt und nicht mehr in die Schule gehen will, dann sieht es zunächst so aus, als hätte nur er ein Problem und alle in der Familie blicken auf ihn. In Wirklichkeit jedoch ist die Schulangst eine Reaktion auf ein Problem in der Familie, das nicht sichtbar ist.

»Fallbeispiel: Der Indexpatient

Paul hat zusammen mit Elli drei Kinder. Sie sind seit 17 Jahren ein Paar und haben vor sieben Jahren geheiratet. Ihr Tochter Klara ist 11 Jahre alt und geht aufs Gymnasium, ihr Sohn Michael ist 8 Jahre alt und Benita, die jüngste Tochter, ist 3 Jahre alt und besucht den Kindergarten. Paul und Elli sind berufstätig, Paul zu 100 % in einem größeren Unternehmen, Elli ist seit einem halben Jahr wieder mit 50 % an ihrer alten Stelle in einer Personalabteilung, nachdem sie bei Benita zwei Jahre Erziehungszeit genommen hatte. Sie wohnen in der Stadt, damit sie nicht weite Arbeitswege haben. Die Doppelhaushälfte ist klein, aber alle Kinder haben ein eigenes Zimmer. Paul kann ein bis zwei Tage im Homeoffice arbeiten, ist dann aber vor allem nachmittags, wenn die Kinder aus der Schule und dem Kindergarten zurück sind, gestresst durch die Ablenkung. Seinen Laptop stellt er mal ins Wohnzimmer, mal ins Schlafzimmer. Das Paar wollte eigentlich kein drittes Kind mehr, da Elli schon nach der Geburt ihres Sohnes einen längeren depressiven Einbruch hatte. Eine Mutter-Kind-Kur und eine anschließende längere Therapie hatten sie wieder auf die Beine gebracht. Ihre Mutter war bereits früh an Krebs verstorben und ihr Vater, der in der Nähe der Familie lebt, braucht oft ihre Hilfe. In Phasen, wo ihre Stimmung nicht so gut ist, vermisst sie ihre Mutter sehr. Die Paarbeziehung läuft seit ein paar Jahren trotz guter organisatorischer Absprachen, was Haushalt und Kinder angeht, nicht mehr so gut. Paul wünscht sich mehr Nähe und auch wieder gemeinsame Aktivitäten wie früher, als sie zum Tanzen, ins Kino und Theater gegangen sind. Elli ist oft nicht in Stimmung für Gemeinsames, sie zieht sich gern zurück, »wenn mal niemand etwas von mir will«, und geht früh ins Bett.

Beim letzten Elternsprechtag hat die Lehrerin von Michael berichtet, dass sie sich Sorgen macht. Er habe wenig Anschluss in der Klasse und falle dadurch auf, dass er immer die Mädchen schubse. Schon zweimal musste eines der Mädchen im Sekretariat »verarztet« werden. Deren Eltern hätten sich auch schon beschwert, warum das Verhalten dieses

Jungen nicht abgestellt werden könne. Paul und Elli sind überrascht, denn zuhause verhält sich Michael unauffällig. Er sei eher still. Nur gegenüber seiner kleinen Schwester sei er manchmal etwas ruppig.

Michael fällt aufgrund seines Verhaltens in der Schule auf, er scheint der Symptomträger zu sein. Er eckt in der Schule an, so dass die Eltern und auch die ältere Schwester ihn mit seinem störenden Verhalten in den Blick nehmen. Dies ist der »Patient«, der durch sein Verhalten darauf hinweist, dass etwas in der Familie im Argen liegt. Würde in so einem Fall nur der Indexpatient beachtet und behandelt werden, würde das eigentliche Problem weiterbestehen, sich vielleicht sogar verschlimmern. Diese Thematik kennen wir oft von Familien mit Kindern, die durch ihr auffälliges Verhalten vom größeren Thema eines oder beider Elternteile ablenken. Durch den Fokus auf das auffällige Kind werden alle anderen entlastet. Der Mensch, um den man sich Sorgen machen »muss«, ist der Indexpatient.

Themen, die bei ausschließlicher Betrachtung des Indexpatienten nicht im Blick sind, könnten im oben genannten Fallbeispiel folgende sein:

- Der Umgang des Paares mit dem Thema des dritten, eigentlich nicht gewünschten Kindes
- Ellis psychische Instabilität (depressive Stimmung und Rückzug; frühe Mutterlosigkeit) und Überlastung durch die Mehrfachbelastung (Mutterrolle für drei Kinder, Arbeitnehmerin und Homeoffice-Kontext, Versorgung des Vaters)
- Unterschiedliche Erwartungen des Paares an ihre Beziehung
- Mögliche Geschwisterrivalität, die aber auch oft auf ein familiäres Konfliktthema hinweist.

»Fallbeispiel: Mehrere Symptomträger*innen und ein Außenseiter
Sophie und Klaus stammen beide aus Winzerfamilien. So haben sie sich auch kennengelernt, es gab gleich gemeinsame Themen. Sophies Vater ist sehr streng, manchmal cholerisch, so dass sie froh war, dass sie schon in jungen Jahren zu Klaus ziehen konnte. Die beiden betreiben mittler-

weile zusammen mit seiner Familie das Weingut. Sie haben zwei Söhne: Udo ist 24 Jahre alt, wohnt nicht mehr zuhause und schließt gerade sein Studium der Sozialen Arbeit ab, Benjamin ist 18 Jahre alt und will nach der Schule erst mal reisen. Beide Kinder haben in ihrer Jugend bereits viel auf dem großen Weingut mitgeholfen. Die Familie von Klaus, Klaus selbst, Sophie und auch Benjamin trinken auch gerne selbst mal ein Glas. Benjamin durfte schon als 12-Jähriger mal »nippen«. Udo dagegen mag den Geschmack von Alkohol gar nicht. Nur an Geburtstagen im Familienkreis stößt er kurz mit an, lässt aber meist das Glas mit dem Rest stehen. Er mag auch die Stimmungen nicht, die entstehen, wenn etwas mehr Alkohol geflossen ist, und hat sich als Kind auch vor seiner Mutter geekelt, wenn sie tagsüber schon mal nach Wein gerochen hat. Im Studium hat er sein Praktikum in einer Suchtberatungsstelle gemacht, was ihm den Spott der übrigen Familie eingetragen hat. Klaus und Sophie finden Udos Reaktionen komisch und fragen sich manchmal, was mit ihm wohl los ist.

Ist im Beispiel der ältere Sohn der Symptomträger? Um ihn wird sich gesorgt, er fällt in der Familie auf. Er ist der Außenseiter, der vielleicht auch durch die Stigmatisierung und das Gefühl mangelnder Zugehörigkeit ein psychisches Problem bekommt. Wenn er der Symptomträger ist, ist er nicht die Person mit dem »eigentlichen«, dem zugrunde liegenden Problem, dem mindestens missbräuchlichen Trinkverhalten in der Familie.

7.2 Die Barometer

Ein Barometer ist bekanntlich ein Instrument, das mithilfe des Luftdrucks die Wetterlage misst. Das »Hoch« bedeutet eine gute Wetterlage, das »Tief« schlechtes Wetter. Diese Geräte gibt es auch in menschlicher Form. In Familien gibt es Mitglieder, die familiäre Großwetterlagen spüren und anzeigen. Wenn alle entspannt sind, sind die Barometer auch entspannt; wenn Konflikte in der Luft liegen, bekommen sie Kopfschmerzen. Wenn die Mama depressiv ist, haben die Barometer eine leise Stimme und fragen bei ihr nach, ob es ihr gut geht. Wenn der Papa zu viel getrunken hat, schleichen sie auf Zehenspitzen durch die Wohnung.

Barometer reagieren auf das, was im System vorhanden ist. Familien wissen das intuitiv. Sie sagen z. B. »Der Bernd übertreibt immer ein bisschen«, aber wenn sie sich nicht sicher sind, ob alles okay ist, schauen alle zu ihm. Wenn er entspannt ist, passt die Lage. Wenn ein Familienmitglied eine psychische Erkrankung hat, reagieren Barometer in der Regel auch am schnellsten und »machen darauf aufmerksam«, indem sie z. B. die Rolle des Indexpatienten spielen. Für Barometer ist es wichtig, auch das Weghören zu lernen, um nicht ständig im Alarmzustand zu sein.

7.3 Die Chaosmanager*innen

Chaosmanager*innen sind Menschen, die zupacken und gestalten. Sie beseitigen das Kinderchaos, kümmern sich um Berge von Wäsche und organisieren rechtzeitig den Urlaub. Erschöpft sinken Sie dann an den Tisch und gönnen sich ein Glas Wasser, um den Dank der so Geretteten entgegenzunehmen. Oder sie genießen heimlich deren Schuldgefühle und Scham, da sie nicht genug tun.

Da, wo es die Chaosmanager*innen gibt, muss es auch die Mitspieler*innen geben, also diejenigen, die die Unordnung herstellen. Diese Familiendynamik fühlt sich nicht gut an, vor allem, wenn der anderen Seite unterstellt wird, dass sie dies oder das womöglich auch noch mit Absicht tue. Die Konfliktlagen werden begleitet von mildem Lächeln bis hin zu lautstarken Auseinandersetzungen und Türenschmeißen. Danach ist meist die Luft geklärt, bis wieder erneut in den Kreislauf eingestiegen wird. Manchmal bleibt die Luft aber dick und es muss tiefer geklärt werden, Kompromisse werden vereinbart. Doch wer gibt schon gerne das gedankenlose Chaotisieren auf, und wer auf der anderen Seite das gute Gefühl, wenn mal wieder richtig für Ordnung gesorgt werden konnte?

Chaosmanager*innen sind gefragte Rollen, wenn es eine psychische

Auffälligkeit in der Familie gibt. Sie sind dann die anpackenden Kümmerer*innen, die dafür sorgen, dass der Laden weiterläuft, bis die Krise überstanden ist.

7.4 Die Heile-Welt-Verkünder*innen

Kein Problem ist zu groß, als dass es nicht in eine schöne Verpackung passen würde. Der Charme des Schönen und Guten, einer ewigen Harmonie in allen Beziehungen hat für viele Menschen eine starke Sogwirkung. Die wenigsten würden eine Familie gründen, wenn sie nicht den Wunsch nach Zugehörigkeit und gegenseitiger Unterstützung hätten. Nun gibt es aber in allen Familien auch Konflikte – auf der Paarebene, auf der Eltern-Kind-Ebene, auf der Geschwisterebene. Konflikte mit der Herkunftsfamilie der Eltern, und solche, die noch weiter zurückgehen (sogenannte transgenerationale Konflikte), können noch hinzukommen.

Die Heile-Welt-Verkünder*innen wollen Konflikte unter Kontrolle bringen. Ein Konflikt macht ihnen Angst, ist für sie eine Bedrohung für den Familienzusammenhalt. Je größer das Problem, desto gefährlicher empfinden sie die Lage. Daher reagieren sie oft schnell, um das Thema gleich im Ansatz zu ersticken.

»Fallbeispiel Helen

Helen, eine 24-jährige Lehramtsstudentin, wuchs mit einem an Krebs erkrankten Vater, einer jüngeren Schwester und einer zumeist hilflos und ängstlich-depressiv erlebten Mutter auf. Auf sowohl körperliche als auch psychische Probleme in ihrer Familie angesprochen, weiß sie zu reagieren: »Ja, das verstehe ich. Aber schau mal, das ist jetzt eine Phase, die geht bald wieder vorbei. Und dann geht's allen wieder besser. Vielleicht ist es auch wichtig, die Herausforderung jetzt anzunehmen. Was will das kranke Organ denn damit jetzt sagen? Psychische Probleme sind ja Hinweise, dass wir in unserem Leben etwas ändern müssen. Sobald wir die Aufgabe verstanden haben, geht es wieder besser. Und im Verhältnis zu anderen Menschen geht es uns ja gut. Nicht, dass du mich

missverstehst, aber stell dir vor, du hättest ein amputiertes Bein oder eine Bombe würde jetzt unser Haus treffen und alle unsere Lieben wären tot. Eigentlich haben wir es ja im Verhältnis gut.«
Die damit begonnenen »Ja, aber«-Diskussionen ziehen sich wie ein roter Faden durch die Familiengespräche. Die Rolle lebt von dem Nicht-Aushaltenkönnen des Belastenden. Eine Störung, und erst recht eine psychische Erkrankung muss um jeden Preis weg. Der Preis dieses Verhaltens ist die Verharmlosung oder Verleugnung. Christian Morgenstern hat dieses Vorgehen in seinem Gedicht Die unmögliche Tatsache (1909) treffend beschrieben, als ein Mann von einem Auto überfahren wird und am Ende zu dem Schluss kommt:

»Nur ein Traum war das Erlebnis.
Weil, so schließt er messerscharf,
nicht sein kann, was nicht sein darf.«

Auch in dieser Konstellation lebt die Rolle in der Familie von der Existenz der Mitspieler*innen. Die Katastrophe, die bekämpft werden muss, muss auch vorhanden sein. Es gibt also ein Symptom, das nicht sein darf, z. B. Gereiztheit oder eine schwere Erkrankung. Nicht immer sind die Mit- und Gegenspieler*innen auch diejenigen mit dem Symptom. Manchmal sind die Rollen auf zwei Kindern verteilt, und die Person, die geschützt wird, ist die Mutter oder der Vater. Die beiden Kinder streiten um die Deutungshoheit, ob in der Familie gerade alles schlimm oder eigentlich alles ganz gut ist. Der Vater wohnt seit einer Woche bei seiner Freundin und die Mutter sitzt weinend in der Küche.

7.5 Die Nörgler*innen

»Ich sag doch nur, dass du deine Hausaufgaben noch nicht gemacht hast und schon seit einer Stunde nur mit deinem Handy beschäftigt bist.« »Jaa, Mama, ich hab's gleich. Wir haben heute echt wenig auf und das meiste davon habe ich schon in der Schule gemacht.« So oder ähnlich laufen Dialoge mit der sehr undankbaren und anstrengenden

Rolle der Nörgelnden. Gefühlt haben sie immer etwas auszusetzen. Klar, dass diese Rolle häufig an der Erziehungsperson hängenbleibt, die die meiste Zeit der Kinderbetreuung übernimmt, was immer noch deutlich mehr Mütter als Väter machen. Aber auch Väter, die sich um die Erziehung ihrer Kinder kümmern, können wunderbare Nörgler sein. Und selbst Kinder spezialisieren sich gerne mal auf diese Rolle, besonders in der Phase der Pubertät.

Wenn genörgelt wird, leidet die Beziehung. Es geht der Ansatz einer konstruktiven Lösung für eine Problemlage verloren, im eingangs genannten Beispiel die Balance zwischen Pflichten und Freizeitaktivitäten, die unterschiedlich bewertet wird. Die nörgelnde Person wird immer hilfloser und immer ärgerlicher. Die Mitspieler*innen sind bei dieser Konstellation die vermeintlich Entspannten, Lockeren und die Genervten.

Nörgeln ist keine Gute-Laune-Rolle, sondern in der Regel depressiv und erschöpft gestimmt. Jack Nicholson zeigt z. B. in *Besser geht's nicht* (1997) das Nörgeln in der lustvollen Mischung aus Aggression und Depression in Perfektion.

Das Vertrauen der Nörgelnden in gut laufende Prozesse, die kein Einschreiten erfordern, ist begrenzt bis nicht vorhanden. Nörgeln ist eine Form von Kritisieren, die es nicht gut sein lassen kann.

Damit ist auch schon eine Grenze zur psychischen Erkrankung benannt. Das Herumnörgeln an anderen ist für Letztere fast immer lästig oder nervig, es bringt auch selten den gewünschten Erfolg. Ist es ein Teil einer Erkrankung, ist es meist in eine depressive, depressiv-aggressive, zwanghafte und manchmal psychotische Erkrankung eingebettet.

Oft dient das Nörgeln nur als ein Ventil, um sich von anderen Belastungen zu entlasten. Wenn an anderen herumgenörgelt werden kann, gibt es immerhin eine Erklärung für die eigene schlechte Laune, und der Splitter beim anderen ist bekanntlich interessanter als der Balken im eigenen Auge (vgl. Bibel, Matthäus 7,3).

Die Mitspieler*innen sind wie oben beschrieben oft genervt, sie gehen auf Abstand zur nörgelnden Person und erledigen die bemängelte Aufgabe nicht oder unter Protest mit meist schlechtem Ergebnis. Sie können sich auch nicht aus der Dynamik lösen, so dass der Kreislauf des Nörgelns meist von vorne beginnt. Die genervten Mitspieler*innen können sich aber auf die Nörgler*innen auch verlassen. Die eigene Kontrollinstanz, im oben genannten Fallbeispiel für das Erledigen von Verpflichtungen (Hausaufgaben), kann ausruhen, man weiß schließlich, dass rechtzeitig das Signal von außen kommt, das einen zur Pflichterledigung anspornt. Im Beispiel oben kann die Tochter so lange am Handy spielen, bis die Mutter laut genug nörgelt oder stattdessen handelt, und der Tochter das Handy wegnimmt.

7.6 Die drei Affen und die Hellhörigen

Die Strategie der drei Affen – nichts sehen, nichts hören, nichts sagen – hilft, Konflikte zu vermeiden. Sie kann auf mehrere Familienmitglieder verteilt sein, oder alle drei Aspekte sind in einer Person vereint. Diese Rolle hilft weiter, wenn sonst einzelne Familienmitglieder oder die gesamte Familie verzweifeln würde. Dies kann z. B. der Fall sein, wenn es den Kindern auffällt, dass der Vater wieder rückfällig geworden ist und die leeren Flaschen wieder den Kofferraum des Autos füllen. Der Preis ist, dass nicht nur die Probleme nicht gesehen werden, sondern alles wird unsichtbar, also auch das Gute. Der Zustand wird aufrechterhalten, es kommt zu keiner Veränderung.

Diese Selbstschutzstrategie ist ein Zeichen von Hilflosigkeit und Überforderung. Sie wissen oft nicht weiter, haben Angst, nicht die passenden Worte zu finden. Im Volksmund heißt es: Ihnen *fehlen die Worte*, sie können das Elend *nicht mehr sehen* oder ein Thema *nicht mehr hören*.

Diese Strategie scheint die Auffälligen, die Erkrankten zu schützen. Sie werden nicht konfrontiert, können sich weiter unpassend verhalten. Niemand sagt ein Wort, aber die ruhige Oberfläche täuscht. Darunter brodelt es. Bei den Angehörigen vor Hilflosigkeit, bei den Betroffenen vor nicht gehörten Hilfeschreien und Einsamkeitsgefühlen, die zuweilen auch aggressiv getönt sein können: »Niemand sieht mich, niemand holt mich hier raus.«

Manchmal haben die drei Affen Mitspieler*innen aus der Gruppe der Barometer. Letztere halten es dann einfach nicht mehr aus und müssen reden oder produzieren ein eigenes Symptom wie einen Tinnitus, auf die alle mit Ruhe reagieren, damit die angespannte Lage zwischen den Hilflosen und den Einsamen sich kurzzeitig entladen kann. Familien in Not sind manchmal dankbar, wenn es ein *lösbares* Problem gibt.

7.7 Die Schweiger*innen, die Stillen und die Lauten

Einer ähnlichen Gruppe wie den drei Affen gehören die Schweiger an. Das Schweigen hat hier aber eine andere Funktion. Statt Resignation handelt es sich hier um eine aggressive, expansive Energie. Wer kann besser schweigen, wer kann lauter schweigen? Wer setzt sich mit seinem Schweigen im Konflikt durch? Der Mund ist verschlossen, aber auf der Stirn leuchtet der gehemmte Vorwurf: »Versteh mich!«, »Gib deinen Fehler zu!«.

Die Schweiger*innen lösen bei dem Gegenüber Ärger, Trotz oder genervten Rückzug aus, denn wer lässt sich schon gerne einen Vorwurf machen? Trifft ein*e Schweigende auf eine depressive Person, kann es allerdings sein, dass der depressive Mensch Schuldgefühle bekommt und alles daran setzt, das eigene Versäumnis wiedergutzumachen.

Treffen zwei Schweiger*innen aufeinander, kann die Spannung so lange anwachsen, bis es eine*r der beiden nicht mehr aushält und anfängt zu sprechen. Zuweilen beginnen dann die ersten Sätze etwas unbeholfen so: »Tut mir leid, aber du ... « und werden beantwortet mit: »Das ist ja typisch, dass du ...«. In kurzer Zeit eskaliert es wieder bis zum Schweigepunkt und wieder ist der Kampf ohne Worte am Laufen.

Manche Schweiger brauchen ihre Zeit, um sich wieder vorsichtig anzunähern, z.B. machen sie für den anderen einen Tee. Wird die Zuwendung angenommen, kommt die Sprache langsam wieder. Manchmal wird aber auch über das Schweigen geschwiegen, bis der nächste Schweigekonflikt anbricht.

Mitspieler*innen, die Schweigen nicht gut aushalten können, versuchen etwas herauszukitzeln, was im Extremfall zur Konstellation »Flüchtende und Verfolger*innen« führt (s. Kap. 7.8). Andere beginnen, mit demonstrativem Schweigen konfrontiert, damit, selbst die nicht ausgesprochenen Worte auf die Goldwaage zu legen. Eine Eskalation ist in diesem Fall garantiert.

Im Zusammenhang mit psychischen Erkrankungen sind es häufig die Erwachsenen, also entweder die Betroffenen oder die Angehörigen, die den Vorwurf an die je andere Person richten. Egal in welcher Konstellation, sind Vorwürfe für Menschen, die ohnehin psychisch belastet sind, schwer zu ertragen.

Anders als die Schweiger*innen verhält es sich bei den Stillen. Schweigen ist nicht Stille. Auf der Stirn der Stillen ist keine Leuchtschrift zu finden. Sie sind oft ganz in sich zurückgezogen und lassen nur eine kleine Botschaft auf der Außenseite zurück, die auch nicht für jede*n erkennbar ist. Wenn es ihnen schlecht geht, ziehen sie sich zurück. Es ist schwer, mit ihnen in Kontakt zu treten. Sie lösen anders als die Schweiger eher Sorge, Hilflosigkeit und Zuwendung aus.

Das Gegenteil der Stillen sind die Lauten, von denen man sagt: »Machen Sie sich keine Sorgen um die Lauten, um die Stillen müssen sie sich Gedanken machen.« Doch manchmal sind die Stillen die Stabilen, manchmal die Lauten. Und manchmal sind beide nicht belastbar. Die Lauten wirken nur häufig energiegeladener. Aber eine große Hilflosigkeit kann Menschen auch laut werden lassen. Schreien, Türen schlagen, Geschirr an die Wand werfen sind Verhaltensweisen, die bei den meisten impulsiven Menschen spätestens danach zu Schuldgefühlen führen.

Familien mit Mitgliedern, die ein Lautstärkeproblem haben (zu laut oder zu leise), brauchen häufig Geduld und Gespür, um die Botschaft jenseits der Stille oder dem Orkan zu verstehen. Menschen mit Lautstärkestörungen müssen Sprache in Zimmerlautstärke lernen. Hier hilft oft Psychotherapie mehr als Logopädie.

7.8 Die Flüchtenden und die Verfolger*innen

Eine berühmt-berüchtigte Paarkonstellation, der flüchtende Mann und die verfolgende Frau*, gibt es auch in der Familienform. Was passiert in dieser Konstellation?

»Fallbeispiel Karl und Maria

Karl und Maria haben sich vor vielen Jahren in einer Alkoholentwöhnungsklinik kennengelernt. Sie haben eine gemeinsame Tochter, Susanne, ein Papakind mit 14 Jahren. Die Eltern waren viele Jahre abstinent, Maria ist es noch heute. Karl ist seit etwa drei Jahren immer wieder rückfällig. Meist bekommt er es wieder in den Griff, doch die Abstände werden kleiner und die Mengen größer. Maria ist alarmiert und möchte mit Karl reden, da sie spürt, dass die Situation zu entgleisen droht. Sie weiß auch, dass sie nicht bei Karl bleiben wird, wenn er wieder regelmäßig konsumiert. Sie sieht sich selbst in Gefahr, rückfällig zu werden. Karl geht ihr aus dem Weg, verbringt nur noch Zeit mit Maria, wenn Susanne auch dabei ist. Oft fährt er am Wochenende zu seinen Eltern in die 200 Kilometer entfernte Kleinstadt. Sie brauchen laut seiner Aussage jetzt häufiger seine Unterstützung. Maria weiß, dass Karls Eltern einen lockeren Umgang mit Alkohol haben und Karls Suchterkrankung nicht richtig verstehen. Susanne ist jetzt oft auf Partys, Alkohol schmeckt ihr nicht, aber sie hat beim Mittagessen mal den Eltern erzählt, dass da auch Ältere dabei seien, die gerne kiffen. Karl findet es großartig, dass Susanne da nicht mitmacht und ihren Eltern davon so offen erzählt. Maria dagegen ist alarmiert über die Kontakte ihrer Tochter.

Immer wieder macht Maria Vorstöße. »Karl, wir müssen mal reden. Ich mache mir Gedanken wegen Susanne. Das war bei uns ein kritisches Alter. Wir sind damals beide richtig in den Alkohol reingeschlittert.« Karl beschwichtigt, ist aber auch etwas nervös, weil Maria das Suchtthema

* Dies ist natürlich das Klischee. Es gibt auch flüchtende Frauen und verfolgende Männer. Das Klischee lebt davon, dass Frauen in der Regel besser über Gefühle sprechen können als Männer. Das bedeutet, sie laufen den Flüchtenden nach, um zu sprechen.

aufbringt. Er tritt die Flucht an und sagt, dass er am anderen Tag wieder zu seinen Eltern müsse. Sie könnten mal mit Susanne reden, wenn er wieder zurück sei. Maria ist noch beunruhigter und ruft ihn auf der Fahrt zu seinen Eltern im Auto an. Karl drückt sie weg und schreibt am Abend eine Nachricht, dass sie wohl versucht habe, ihn anzurufen, als er in einem Funkloch war.

Das Thema psychische Erkrankung kann unangenehm sein für alle Beteiligten. Im Fallbeispiel versucht der Vater sich durch Flucht in Sicherheit zu bringen. Entweder durch die Anwesenheit der Tochter, da soll das Thema nicht besprochen werden, oder durch die eigene Abwesenheit (Rückzug zu seinen Eltern). Je mehr eine Person flieht, desto mehr Energie wenden andere für seine Verfolgung auf. Je mehr verfolgt wird, desto mehr Flucht. Eine Spirale in Richtung Eskalation.

Auch die Kinder spielen in dieser Konstellation eine Rolle. Mache Kinder schützen die Betroffenen; in dem Beispiel könnte das Papakind z. B. ihren Vater verteidigen. Oder sie könnte die Rolle einer Indexpatientin übernehmen, indem sie selbst in die Sucht einsteigt. Oder sie könnte sich der Mutter im Verfolgermodus anschließen.

Es gibt keine eindeutig vorbestimmten Wege, wie sich Familiendynamiken entwickeln, auch für die Eltern in dem Beispiel nicht. Maria könnte auch das Verfolgen sein lassen und mit Susanne eine eigene Wohnung suchen oder aus Verzweiflung selbst wieder zu trinken anfangen. Oder Karl könnte bei einem Treffen der Anonymen Alkoholiker*innen bemerken, dass er sich im Suchtmuster befindet und dringend Hilfe in Anspruch nehmen muss, um die Weichen anders zu stellen.

Kann eine Familie Flucht und Verfolgung aufgeben, kann es neue Wege geben.

7.9 Die Diven

»Mein Gott, geht es mir heute wieder schlecht. Ich kann nicht aufstehen. Schatz, kannst du mir bitte eine Tablette und ein Glas Wasser bringen?« Eine Diva ist per Definition weiblich, doch diese Rolle kann viel besser von Männern eingenommen werden. Der berühmte Männerschnupfen, der mit großer Geste begangen wird, ist wahrscheinlich allen schon einmal begegnet.

Bei dieser Rolle handelt es sich um das theatralische Verhalten, mit der eine Symptomatik zelebriert wird. Alle müssen sehen, wie sehr die betroffene Person leidet, und sie sollen bitte für Abhilfe sorgen. Bei aller Theatralik dürfen wir nicht übersehen, dass die Person tatsächlich leidet. Die dramatische Darstellung wird nicht bewusst inszeniert, um andere zu beeindrucken. Meist haben diese Menschen in ihrer eigenen Geschichte nur diese Ausdrucksmöglichkeit gehabt, um Gehör zu finden, denn auf ihre Bedürfnisse und Gefühlsäußerungen wurde nicht angemessen reagiert. Fachleute warnen davor, dass ihre eigentliche Botschaft unerhört bleibt (Lucien, 2014). Diven wünschen sich sehnlich Zuwendung und Unterstützung. Die Tragik ist, dass sie mit ihrem übertriebenen Verhalten genau das Gegenteil bekommen: Die anderen sind genervt und flüchten.

7.10 Die Hyperaktiven und die Entspannten

Ein Kollege sagt zum Thema Hyperaktivität halb ernst: »Menschen mit einem Aufmerksamkeitsdefizit-Hyperaktivitätsstörung haben in ihrer Kindheit ein Aufmerksamkeitsdefizit erlebt.« Nehmen wir aber nicht gleich das Krankheitsbild ADHS, sondern »nur« ein etwas lebhaftes Kind.

Wie wahrscheinlich ist es, dass ein Kind einer depressiven Mutter oder eines depressiven Vaters wenige Grenzen für sein Verhalten gelernt hat und andererseits mächtige Turbulenzen erzeugen muss, damit es durch die dichte Schicht der gedrückten Stimmung durchdringen kann? Oder wie viel Wirbel muss ich als Kind erzeugen, damit ein suchtkranker Elternteil mich als eigenständiges Wesen mit eigenen Bedürfnissen wahrnimmt? Diese Dynamik haben wir oben bereits beim Thema Symptomträger*in beschrieben. Das Kind entwickelt ein Symptom, um auf ein Problem hinzuweisen.

Die anderen Mitspieler*innen, die Entspannten oder Antriebslosen, die aus Überzeugung nichts von Grenzen halten, tragen zur Dynamik bei. Wenn Sie sich in solchen Konstellationen wiederfinden, hilft oft nur der gemeinsame Blick von außen auf die *Konstellation, die alle gemeinsam herstellen,* nicht der Blick auf den Einzelnen oder die Einzelne. Ist die Dynamik sehr ausgeprägt, empfiehlt sich der gemeinsame Gang zu einer Fachperson, z. B. zu einer Erziehungsberatungsstelle oder einer Familientherapie. Diese Fachleute sind darin geschult, den Blick auf das gesamte System Familie zur richten, nicht nur auf einzelne Menschen, die sich auffällig verhalten. Manchmal sind die Dynamiken in Familien aber nicht so explosiv, dass der Gang zu den Fachleuten naheliegt. Dann kann eine »Familienkonferenz« als Selbsthilfe ein guter Anfang sein. Wichtig ist dabei, dass alle sich gemeinsam Gedanken machen, wie sie als Familie funktionieren und wer darin welche Rolle hat.

Wurde von Fachleuten für Familienmitglieder eine gesicherte ADHS-Diagnose gestellt, sind Fachleute gefragt.

8 Von der Belastung zur Entlastung: Wege zur Veränderung

8.1 Die Lage erscheint zu Beginn schwierig

Es kann, wie wir bereits beschrieben haben, viel Zeit vergehen, bis das Familiensystem zusammenbricht und es die Last, die durch die psychische Erkrankung entsteht, nicht mehr tragen kann. Das System aus Krankheit, Rücksichtnahme und Verantwortungsübernahme für den kranken Familienangehörigen ist lange Zeit recht stabil.

Woran liegt das? Solange etwas »funktioniert«, solange es niemand von Außen mitbekommt und einschreitet, solange kein Familienmitglied sich genug gestört fühlt, hinreichend beeinträchtigt ist, gibt es keinen Veränderungsdruck. Das ändert sich, wenn die psychische Krankheit sich so sehr verschlimmert, dass die Person ganz zusammenbricht und der Alltag nicht mehr aufrechterhalten werden kann. Oder ein anderes Familienmitglied – der oder die Indexpatient*in – zusammenbricht.

Oft hat das lange Nicht-Bemerktwerden mit Schuld- und Schamgefühlen zu tun. Diese entstehen im gesamten Familiensystem:

- Die Erwachsenen haben belastende Gedanken und Gefühle: Ich fühle mich enttäuscht und im Stich gelassen von meinem Partner. Ich bin wütend und fühle mich ohnmächtig, ich weiß nicht, wie ich aus dieser Situation herauskomme. Ich fühle die Verpflichtung und Verantwortung als Familienvater/Familienmutter gegenüber meiner Familie – da stehen doch alle füreinander ein, oder?
- Und viele Kinder von psychisch kranken Eltern denken in Kategorien von »Ich bin schuld, dass Papa wütend ist, dadurch ist er krank geworden« oder »Wenn ich ein besserer Sohn wäre, dann wäre meine Mama glücklich und zufrieden. Wenn sie es nicht ist, kann es nur an mir liegen«.

Scham tritt bei Kindern und Jugendlichen hingegen mehr gegenüber der Außenwelt auf: »Ich schäme mich in der Schule für meine alkoholkranke Mutter. Für die Unordnung und den Dreck, der zuhause herumliegt und den die Mama nicht wegräumt. Ich traue mich nicht mehr, jemanden mit heimzubringen, sonst merkt das noch jemand und es wird in der Klasse herumerzählt.«

Psychische Erkrankungen sind in vielerlei Hinsicht kein Schnupfen:

- Sie entstehen meist langsam und schleichend.
- Sie haben vielfältige Risiko- und Einflussfaktoren.
- Sie haben kein gleichbleibendes Symptombild: Es gibt gute und schlechte Tage oder auch Wochen, was es zusätzlich erschwert, dass es bemerkt werden kann.
- Sie haben die Tendenz, sich länger einzunisten.
- Sie verschwinden in der Regel nicht von allein.
- Und sie beeinträchtigen nicht nur die kranke Person, sondern auch ihr Umfeld, das, wenn man so will, mit-erkrankt ist, was sich aber weder im eigenen Erleben noch in therapeutischen Hilfen niederschlägt.

8.2 Ausstieg aus dem Teufelskreis mit der psychischen Krankheit

Eigeninitiative und auch ein aufmerksames soziales Umfeld können hilfreich sein, Teufelskreise von psychischen Krankheiten und deren Dynamiken in den Familien zu durchbrechen. Dazu möchte auch dieser Ratgeber ermutigen. Wie ist das gemeint?

Wir möchten Ihnen nachfolgend die einzelnen Phasen zeigen, die durchlaufen werden müssen, damit Sie und Ihre Familie nachhaltig aus der festgefahrenen und sich häufig auch verschlechternden Situation aussteigen können. Diese Phasen sind:

1. Die Phase der Einsicht, dass die psychisch kranke Person und die anderen Familienmitglieder Hilfe brauchen
2. Die Phase der Hilfen: Psychotherapie und Familienhilfe

3. Die Phase der Stabilisierung nach der Akutphase der psychischen Erkrankung
4. Die Phase der Stabilität, in der die Therapien und Hilfen Wirkung zeigen

Diese vier Phasen wollen wir nachfolgend genauer in Augenschein nehmen und auch auf mögliche Schwierigkeiten hinweisen. Dies kann natürlich keine allumfassende Darstellung sein, dafür sind die individuellen Lebensgeschichten und Verläufe zu unterschiedlich.

Phase des Erkennens und Akzeptierens, dass die Familie Hilfe braucht

Ein Problem kann erst gelöst werden, wenn es erkannt wird. Das bedeutet: Am Anfang Ihres Weges aus dem Teufelskreis der Krankheit heraus steht der Moment der Erkenntnis, des Sich-Eingestehens, dass etwas nicht stimmt, dass Sie Hilfe brauchen. Wir möchten Sie jetzt am Ende des Buches ermutigen: Wagen Sie diesen Schritt und die dazugehörigen Gespräche mit Ihren Familienmitgliedern (s. dazu auch Kap. 3 und 4).

Doch wie können Sie nun erkennen, ob es in der Familie ein Problem gibt? Als erstes ist die Erkenntnis wichtig, dass ein Familienmitglied unter einer behandlungsbedürftigen psychischen Erkrankung leidet und wie sich dies im familiären Alltag zeigt. Im zweiten Schritt gilt es, eine gemeinsame Einsicht auf der Elternebene über die psychische Erkrankung herzustellen, und im dritten Schritt, diese Beobachtung und das Gespräch darüber Stück für Stück auf die gesamte Familie auszudehnen.

1. Schritt: Die psychische Erkrankung in der Familie wahrnehmen, benennen und annehmen

Wie auch bei körperlichen Krankheiten geht es bei psychischen Erkrankungen um das Wahrnehmen und Erkennen von Frühwarnzeichen, dass »etwas nicht stimmt«. Diese Symptome werden anders als bei körperlichen Erkrankungen eher von Außenstehenden als von den

Betroffenen wahrgenommen, denn sie manifestieren sich in den Aufgaben des Alltags und in den Beziehungen. Als Angehöriger eines von psychischer Erkrankung Betroffenen fällt Ihnen z. B. der Rückzug oder die Veränderung in der Emotionalität bei dem psychisch belasteten Familienmitglied auf.

Was können weitere Frühwarnzeichen für eine psychische Erkrankung sein und wie und wo zeigen sie sich? Hier kann zum einen der Blick auf die Familie als System als auch der Vergleich mit einer Familie ohne psychische Krankheit hilfreich sein: Wir verstehen Familien dabei als System, in dem jede Person ihre Rolle und Funktion hat. Dabei unterscheiden wir die Eltern- von der Kinderebene. In Familien mit psychischen Erkrankungen sind diese Rollen und Funktionen häufig vertauscht, da die psychische Erkrankung meist mit einer deutlichen Einschränkung von Alltagsfähigkeiten einhergeht. Diese betreffen auch im erheblichen Maße das Familienleben.

Im Vergleich von Familie mit und ohne psychische Belastung sehen wir Folgendes: In einer Familie ohne psychische Erkrankung übernehmen Eltern Aufgaben der Elternebene, Kinder, die der Kinderebene. Jede*r erfüllt die Aufgaben, die der eigenen Rolle und dem eigenen Alter entsprechen. Es besteht keine Überlastung oder Überforderung in den Teilsystemen. Jede*r hat auch eigene Lebens- und Entwicklungsräume.

In Familien mit psychischer Erkrankung sehen wir hingegen häufig eine Umkehr der Rollen zwischen dem erkrankten Elternteil und dem Kind – die sogenannte Parentifizierung. Das bedeutet, dass Kinder Funktionen ihrer Eltern übernehmen. Dazu kann gehören, sich um jüngere Geschwister zu kümmern, sich selber mit Essen und Kleidung zu versorgen, Termine selbst zu vereinbaren und unter Umständen auch den kranken und belasteten Elternteil mitzuversorgen. Zu der Umverteilung kann auch gehören, dass der gesunde Elternteil zusätzlich Aufgaben des Alltags übernimmt oder noch einen Nebenjob annimmt, um einen Einkommensverlust zu kompensieren. Eine große Belastung für alle Angehörigen, wenn dies über einen längeren Zeitraum hinweg erfolgt.

Weitere Anzeichen, die im längeren Verlauf einer psychischen Erkrankung in Familien hinzukommen, sind, dass nach und nach viele weitere Aspekte des alltäglichen Lebens wegfallen: Freizeitaktivitäten werden eingeschränkt oder sind gar nicht mehr möglich, soziale Kontakt nach außen werden mit der Zeit weniger, die Leistungsfähigkeit und -bereitschaft im Berufs- und Schulleben nimmt ab, Fehl- und Krankheitstage der angehörigen Kinder und Partner*innen nehmen zu. Die gesamte Familie gerät zusehends in eine Isolation und Erschöpfung, in der soziale Kontakte nach außen kaum noch möglich sind.

Wir stellen fest: Fällt ein Mitglied in seiner Rolle und seinen Aufgaben im Familiensystem aus, sind alle anderen davon mitbetroffen. Jede*r dieser Betroffenen kann die Person im System sein, die die Belastung in der Familie bemerkt.

2. Schritt: Einsicht in die psychische Erkrankung

Sie haben nun vielleicht bei den hier genannten Anzeichen entdeckt, dass es eine psychische Erkrankung in Ihrer Familie gibt. Sie haben realisiert, dass etwas nicht stimmt, nicht normal ist. Sie haben vielleicht auch schon eine erste Idee, um welche psychische Erkrankung es sich handelt. Sie sind also an dem Punkt angekommen, sich bewusst zu werden: Ja, das, was uns gerade alle beschäftigt, steht im Zusammenhang mit der psychischen Erkrankung eines Familienmitgliedes. Ich benenne dies jetzt und suche das Gespräch mit anderen in meiner Familie.

Dies ist ein großer und wichtiger Schritt für alle, wenn das zur Sprache kommt, was alle meist schon über einen längeren Zeitraum gespürt haben. Dennoch haben in der Regel alle davor Angst, oft deshalb, weil sie nicht so genau wissen, wie sie mit dieser Einsicht umgehen und wo sie jetzt Hilfe bekommen können.

Was wir aber aus Erfahrung wissen, ist, dass die gemeinsame Einsicht als Familie in die psychische Störung eines Familienmitgliedes eine große Erleichterung für alle bedeuten kann. Keiner muss länger den Status quo des »Es ist alles in Ordnung« aufrechterhalten, der sich meist schon lange nicht mehr so angefühlt hat.

3. Schritt: Ansprechen der psychischen Erkrankung

Wer ist nun aber für das Ansprechen zuständig? Das sind Sie als die Erwachsenen in der Familie, denn Sie nehmen die »Störungen« im Alltagsgeschehen der Familie wahrscheinlich am ehesten wahr. Melden Sie, wie ein Sensor, dass es einen Handlungsbedarf gibt, wenn Sie Zeichen der psychischen Krankheit bemerken. Und dieses »Signalgeben« ist kein »Verpetzen« oder Bloßstellen, sondern es hilft und schützt die Einheit Familie. Sie sprechen im familiären Rahmen an, was Sie als Störungen im Familiengeschehen wahrnehmen. Sie sprechen eine Annahme aus, dass es mit psychischen Problemen zu tun haben könnte. Sie überlegen gemeinsam, wie Sie damit umgehen können, was die nächsten Schritte (s. Kap. 8.2) sein können.

Wann ist der richtige Zeitpunkt, die psychische Krankheit anzusprechen und sich Hilfe zu holen? Wir würden sagen: Eigentlich ist jeder Zeitpunkt der richtige, wenn die psychische Krankheit für Sie wahrnehmbar geworden ist. Genauere Hinweise dazu haben wir in Kapitel 2 und 3 gegeben.

Was Familien mit einem psychisch kranken Familienmitglied jedoch recht lange aufrechterhalten können, ist, im Notbetrieb zu laufen, also den Alltag so weit noch möglich am Laufen zu halten. Dies ist meist mit zunehmender Anstrengung auf Seiten der Familie verbunden. Wir möchten Sie ermutigen, den Schritt des Hilfe-Aufsuchens und Hilfe-Annehmens zu gehen: Holen Sie sich Hilfe von externen Fachleuten, die Sie darin unterstützen können, Ihre familiären Herausforderungen zu erkennen und wieder als gesamte Familie stabil und im Sinne Ihrer Alltagsaufgaben auch »funktionstüchtig« zu werden.

Phase der Hilfen

Haben Sie die vorherige Phase des Erkennens, Akzeptieren und Ansprechens geschafft, geht es nun in die nächste Phase: das Finden der richtigen Anlaufstelle für Ihr Familiensystem. In Kapitel 4.2 finden Sie eine Übersicht über verschiedene Hilfeformen. Wichtig in dieser Phase sind:

- Telefonische Beratungsstellen können Ihnen als Wegweiser dienen, wenn Sie das Gefühl haben, noch orientierungslos im Dschungel der Hilfen zu sein. Sie haben außerdem den Vorteil, dass Sie ohne Termin und Wegezeit von überall erreichbar sind.

- Ein*e Psychotherapeut*in oder Psychiater*in helfen Ihnen bei der Diagnostik, ob, und wenn ja, welche psychische Erkrankung vorliegt. Sie sind gleichzeitig Expert*innen darin, Sie zu beraten, was in Ihrer persönlichen Lage für Sie außerdem hilfreich sein kann, damit es rasch besser wird.
- In einer Familienberatungsstelle erhalten Sie Unterstützung in allen Fragen Ihre Kinder betreffend. Die Beratungsstellen können unterschiedliche Namen haben wie »Beratungsstelle für Eltern, Kinder, Jugendliche und Familien« oder »Erziehungsberatungsstelle«. Dort können Sie Beratungsgespräche als Eltern und Familien in Anspruch nehmen, aber auch Sie als Einzelperson können sich beraten und helfen lassen. Gehen Sie einfach zum Gespräch, trauen Sie sich, über Ihre familiären Probleme zu reden (»Mein Kind geht nicht mehr zur Schule« oder »Zuhause gibt es nur noch Streit, seitdem ich einen neuen Lebenspartner habe!«).
- Haben Sie alle Familienmitglieder mit Ihren Hilfe- und Unterstützungsbedarfen im Blick? Haben alle bekommen, was Sie brauchen? Beispiel: Eine Mutter mit Depressionen hat einen Sohn, der in der Schule auffällig ist. Er bekommt dann eine Therapie aufgrund einer Aufmerksamkeitsstörung. Bleibt die Mutter aber ohne therapeutische Behandlung, bleiben beide unter Umständen in ihrer Symptomatik hängen. Beginnen hingegen beide eine Therapie, wird also an zwei Stellen gearbeitet, kann dies auch positive wechselseitige Effekte haben. Wir empfehlen Ihnen deshalb: Informieren Sie alle beteiligten Therapeut*innen von den Behandlungen innerhalb der Familie. So können die Therapien besser aufeinander abgestimmt werden. Dazu unterschreiben Sie bei allen beteiligten Therapeut*innen und gegebenenfalls Psychiater*innen eine Schweigepflichtsentbindung. Erst mit dieser ist eine Zusammenarbeit verschiedener Stellen möglich. Sonst sind alle beteiligten Behandler*innen zur Verschwiegenheit verpflichtet (sogenannte Schweigepflicht). Dieses gilt auch für die Zusammenarbeit mit Kliniken und Jugendämtern.

- Hoffnung und Zuversicht entwickeln: Denn diese kommen Ihnen als Familie genauso schleichend abhanden, wie sich die psychische Erkrankung ausbreitet und Raum greift. Sie brauchen den Glauben, der Ihnen sagt: »Es wird alles wieder besser werden!« Auch deshalb ist es wichtig, dass Sie sich therapeutische Hilfe suchen: Ihr*e Psychotherapeut*in wird Sie in dieser Phase der Stabilisierung darin unterstützen, Zuversicht zu erlangen. Gleiches gilt für die Therapie Ihres Kindes bei einem*einer Kinder- und Jugendlichenpsychotherapeut*in. Vielleicht haben Sie ja schon erste Schritte gemacht, vielleicht erscheint Ihnen dieser Weg heute noch sehr weit. Vielleicht kennen oder suchen Sie sich ein für Sie passendes Vorbild, es darf auch eine Romanfigur oder ein Tier sein, der für Sie die Hoffnung verkörpert.
- Vertrauen in die Selbstheilungskraft Ihrer Familie: Wir sind aufgrund unserer humanistischen Perspektive davon überzeugt, dass die Lösung eines Problems auch von den betroffenen Menschen und ihrem Bezugssystem (Familie oder auch soziales Atom haben wir es genannt) kommen wird. Also die Kraft der Heilung und Besserung liegt in Ihnen. Stellen Sie sich als betroffene Familie wie ein Bergwerk voller Edelsteine vor. Die Edelsteine sind da, aber tief vergraben im Berg. Suchen Sie sich ein gutes Team an Bergarbeiter*innen, die Ihnen helfen, diese Schätze ans Tageslicht zu fördern.
- Behalten Sie auch die symptomfreien Familienmitglieder im Blick. Gibt es hier vielleicht auch einen Bedarf? Nicht immer muss dieser durch eine externe Fachstelle erfüllt werden. Es kann auch um freie Zeiten oder die Wiederaufnahme von Hobbies und Freizeitaktivitäten gehen, die oft zum Erliegen kommen, wenn der gegenseitige Unterstützungsbedarf in einer Familie mit psychischen Erkrankungen über lange Zeit hoch ist. Regelmäßige Auszeiten für Sport, Kreativität und Freund*innentreffen sind wichtig für jedes einzelne Familienmitglied und für die familiäre Balance.
- Werden Termine regelmäßig wahrgenommen? Haben Sie Vertrauen in Ihre Helfer*innen und Therapeut*innen, fühlen Sie sich dort gut aufgehoben? Haben Sie das Gefühl, dort verstanden zu

werden? Dieses Vertrauen ist für die Prognose ebenfalls günstig. Je mehr Vertrauen, desto mehr Glauben an eine Besserung, desto wahrscheinlicher, dass es Ihnen bald besser gehen wird. Bejahen Sie dies nicht, überlegen Sie, ob es vielleicht sinnvoll sein kann, einen Therapeut*innenwechsel zu organisieren. Dies ist möglich und sinnvoll. Schließlich sollen Sie maximal profitieren. Und dies gelingt am besten, wenn die Chemie zwischen Ihnen und Ihrem oder Ihrer Therapeutin stimmt bzw. Sie Ihr Kind ohne Bedenken bei der oder dem Therapeut*in abgeben können.

- Nutzen von Ressourcen: Wir möchten Sie daran erinnern, dass Sie als psychisch erkrankte Person nicht nur aus der Krankheit bestehen, sondern auch gesunde Seiten haben. Sie können eine Angsterkrankung haben, aber gleichzeitig ein Vater sein, der den Kindern Liebe und Achtung schenkt. Wenn Sie nicht mehr berufstätig sind, bleiben Sie die Frau, die sehr gut malen kann. In Kapitel 8.3 geben wir Ihnen Anregungen, wie Sie Ihre Stärken und Ressourcen wiederentdecken und für sich nutzbar machen können.

Phase der Stabilisierung nach der Akutphase der psychischen Erkrankung

Auch wenn es Ihnen im Moment unendlich fern erscheint, sie kann und wird kommen, die Phase, in der Sie und Ihre Familie die akute psychische Erkrankung hinter sich gelassen haben, in der die Hilfen, die Sie aufgesucht haben, ihre Wirkung entfaltet haben. In dieser Phase sind weiterhin Zuversicht, Vertrauen in die Selbstheilungskraft Ihrer Familie und die Erinnerung an die eigenen Ressourcen wichtig. Was hinzukommt, ist der Umgang mit Rückschlägen.

Wir möchten nicht suggerieren, dass es nun von selber nur noch steil und rasch bergauf gehen wird. Rechnen Sie also auch mit Hindernissen und Rückschlägen. Sie haben vielleicht wieder getrunken. Die Depression oder die Zwangsgedanken kommen zurück, obwohl Sie sich schon stabiler fühlten. Nicht schlimm. Jetzt nicht aufgeben. Und nein, Sie fangen nicht wieder ganz von vorne an. Ähnlich wie im Monopoly-Spiel: Ja, Sie werden zurück auf Los geschickt, dürfen kein

Geld beziehen und wollten gerade eigentlich eine Straße kaufen oder Häuser bauen. Nicht schlimm. Das alles können Sie in der nächsten Runde tun. Sie dürfen ja auch alle Straßen und Häuser behalten, die Sie bereits im Spiel erworben haben. Ähnlich verhält es sich auch mit Ihrem Rückfall oder der gerade aufgetretenen Schwierigkeit. Überlegen Sie sich für solche Notfälle einen Notfallkoffer. Dieser kann beinhalten:

- Namen von Ersthelfer*innen aus Ihrem Familien- und Freundeskreis. Wer hilft Ihnen in der aktuellen Situation wieder auf die Beine?
- Telefonnummern von Kliniken, Ärzt*innen und Therapeut*innen
- Erinnerung an Techniken und Übungen, die Sie in der Therapie oder im Sport erlernt haben und die Ihnen helfen, sich zu stärken und zu stabilisieren
- Erinnerung an Ihren sicheren Ort (s. Kap. 6.3)
- Ein Zitat oder Foto, das Ihnen Mut macht, sich wieder aufzurappeln und weiterzumachen (s. Abb. 14)

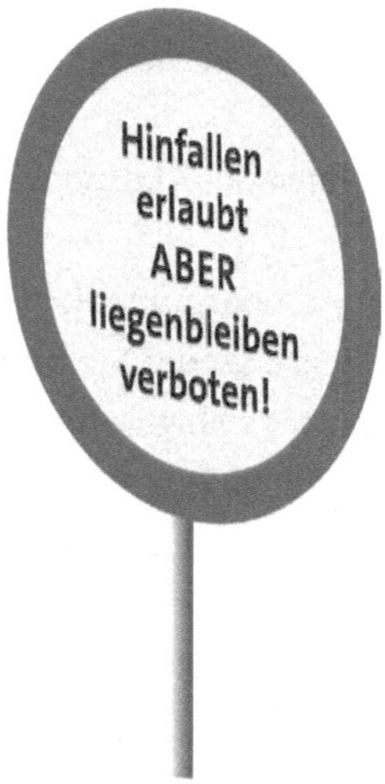

Abbildung 14 Beispiel Mutmachslogan für »Rückfälle«

Phase der Stabilität

Nehmen wir an, Sie haben die ersten drei Phasen geschafft. Herzlichen Glückwunsch! Sie sind über den Berg.

Jetzt geht es um die Frage, was wichtig ist, damit es dem psychisch kranken Familienmitglied und dem gesamten Familiensystem dauerhaft besser geht.

- Haben Sie alle Familienmitglieder mit Ihren Hilfe- und Unterstützungsbedarfen im Blick? Bekommen alle, was sie brauchen? Es geht hier nicht darum, dass alle in der Familie immer glücklich und zufrieden sind. Dies ist unrealistisch. In allen Familien gibt es Probleme. Es geht vielmehr darum, dass Sie alle Ihren Alltag meistern und es Ihnen dabei möglichst gut geht.
- Beenden der Therapie: Wenn Sie als psychisch kranke Person das Gefühl haben, dass es Ihnen deutlich besser geht und Sie die Therapie nicht mehr benötigen, oder wenn Ihr*e Therapeut*in dieser Ansicht ist, besprechen Sie nun gemeinsam, wie ein gutes Beenden der Therapie aussehen kann. Sie vereinbaren die restliche Dauer der Behandlung, z. B. zwei Monate oder drei Wochen. Oder Sie kommen überein, die Frequenz der Sitzungen zu reduzieren, sich z. B. nur noch alle drei Wochen statt jede Woche zu sehen. Auch können Sie Ihre Sorge, ob es wirklich ohne therapeutische Hilfe für Sie jetzt geht, besprechen. Es ist möglich, sich ein paar der beantragten Therapiestunden, z. B. acht Stunden, für einen späteren Zeitraum aufzuheben. Sie können sie zu einem späteren Zeitpunkt nutzen, wenn eine unvorhersehbare Krise oder die Erkrankung wieder auftritt.
- Die Möglichkeiten eines Rezidivs akzeptieren: Wie körperliche Erkrankungen können auch psychische Erkrankungen im Laufe des Lebens erneut auftreten – Fachleute sprechen hier von einem Rezidiv. Akzeptieren Sie diese Möglichkeit und machen Sie sich Ihre Stärken und Ressourcen bewusst, statt sich von diesem Gedanken vereinnahmen zu lassen.
- Notfallkoffer vorbereiten: Bereiten Sie einen Notfallkoffer vor, den Sie im Fall eines Rezidivs nutzen können. Vielleicht haben Sie das bereits in Ihrer Therapie gemacht. Mit einem Notfallplan sind Sie gut gewappnet. Sie haben schon viel über sich gelernt und viel in Ihrem Leben ändern können. Damit können Sie auch neuen Krisen zuversichtlich entgegentreten. Sie schaffen auch diese!

- Beenden der anderen Hilfen: Wenn Sie neben der psychotherapeutischen und psychiatrischen Hilfe auch andere Hilfen in Anspruch genommen haben, stellt sich in dieser Phase natürlich auch die Frage, ob und wann diese beendet bzw. verändert werden sollten. Dazu werden Sie sich mit Ihren Helfer*innen im Rahmen von sogenannten Hilfeplangesprächen beraten. Sinnvoll ist es, nicht alle Hilfen zum gleichen Zeitpunkt zu beenden und die einzelnen Schritte aufeinander abzustimmen. Zum Beispiel: Sie planen einen Umzug in eine neue Wohnung, beginnen einen neuen Job. Dann wäre eine zeitgleiche Rückführung Ihres Kindes aus einer Jugendwohngruppe oder ein Schulwechsel Ihres Kindes zum selben Zeitpunkt nicht ideal. Gehen Sie alle diese Schritte nacheinander und mit Bedacht.

8.3 Resilienz und Ressourcen

Resilienz – die psychische Widerstandskraft

Resilienz bedeutet die Fähigkeit von Menschen und Systemen, existenzielle Krisen, traumatische Schicksalsschläge und / oder belastende Lebensbedingungen ohne anhaltende psychische Beeinträchtigung zu bewältigen oder sogar gestärkt aus ihnen hervorzugehen. Umgangssprachlich könnte man auch sagen, Sie lassen sich von den Stürmen des Lebens nicht umhauen, sondern gehen vielleicht sogar stärker aus ihnen hervor!

Resilienz kann bei jedem Menschen in unterschiedlichem Ausmaß da sein. Dies ist abhängig davon, wie viel Unterstützung und Fürsorge man als Kind bekommen hat. Aber auch, wie man bisherige Schwierigkeiten und Herausforderungen bewältigen konnte. Manche Fachleute betonen bei der Definition des Resilienzbegriffs die Ressourcen, die ein Mensch hat. Persönliche Ressourcen (Stärken) sind:

- Eine angemessene Selbst- und Fremdwahrnehmung: Kann ich mich und andere realistisch einschätzen? Oder tendiere ich z.B. dazu, andere zu überhöhen und mich gering zu schätzen? (»Andere Mütter bekommen das so viel besser hin als ich!«)

- Eine positive Selbstwirksamkeitserwartung: Unter Selbstwirksamkeit versteht man die Fähigkeit, sich als kompetent und wirksam einzuschätzen, das heißt, sein Leben beeinflussen zu können, statt hilflos zu sein. »Ich kann viel, was mich im Leben weiterbringt. Ich kann Dinge bewirken. Ich bin eine aktive Gestalterin meines Lebens.«
- Soziale Kompetenz: Soziale Kompetenz bedeutet, dass wir mit unseren Mitmenschen, also Familie, Freund*innen, Nachbar*innen und Kolleg*innen, gut umgehen und auch Konflikte mit ihnen meistern können. Wir können unsere Wünsche und Bedürfnisse angemessen äußern. Ebenso können wir uns in die anderen hineinversetzen, sie verstehen und ihre Wünsche und Bedürfnisse berücksichtigen.
- Selbstregulationsfähigkeit: Diese Fähigkeit bedeutet, dass wir unsere Gefühle und unser Verhalten kontrollieren können. Nicht in dem Sinn, dass wir unsere Gefühle unterdrücken, sondern dass wir sie angemessen äußern. Jemandem, der wutentbrannt seine Kinder anschreit oder sie gar schlägt, fehlt diese Fähigkeit. In Kapitel 5.2 haben wir die Entwicklung der Selbstregulationsfähigkeit erklärt.
- Problemlösefähigkeiten: Unter einem Problem versteht die Psychologie eine für uns neue Aufgabe, für die wir keine Lösung parat haben. Wir müssen nachdenken, bisher erworbenes Wissen und Kompetenzen zu Rate ziehen, wir müssen ausprobieren, uns bemühen, um zu einer guten Lösung zu gelangen. Wenn uns dies immer wieder gelingt, entwickeln wir Problemlösefähigkeiten.
- Fähigkeit zur Bewältigung von Anforderungs- und Krisensituationen: Der Auszug aus dem Elternhaus, der Beginn einer Berufstätigkeit, die Geburt eines Kindes sind Beispiele für Anforderungssituationen; ein Unfall, der Tod eines Angehörigen, eine psychische Erkrankung Beispiele für Krisensituationen. Menschen, die die Fähigkeit haben, Anforderungs- und Krisensituationen zu bewältigen, meistern diese Herausforderungen, das heißt, sie sind in der Lage, ein zufriedenes Leben zu führen.

Wie Sie Ihre Resilienz stärken können

- Einsicht und Akzeptanz: Wir haben wiederholt auf die zentrale Bedeutung der Einsicht und Akzeptanz bei einer psychischen Erkrankung hingewiesen. Es ist nicht leicht, sich einzugestehen, dass man selbst oder jemand in der Familie ein psychisches Problem hat. Doch möchten wir Sie dazu ermutigen. Forschende haben festgestellt, dass Einsicht und Akzeptanz Resilienzfaktoren sind. Das bedeutet, dass allein die Tatsache, dass ich etwas einsehe und es als gegeben akzeptiere, mir bereits hilft.
- Unabhängigkeit: Unabhängigkeit ist nicht nur etwas für Idealist*innen und Träumer*innen. Unabhängigkeit tut Ihnen und Ihrer Psyche gut. In Familien mit psychischen Erkrankungen sehen wir oft emotionale Verstrickungen, ein Zu-Viel an Nähe, die sich z. B. darin zeigt, sich von Stimmungen in der Familie stark beeinflussen zu lassen. Schaffen Sie sich einen persönlichen Freiraum, entdecken Sie Ihre eigene »Wellzone«. Was brauchen Sie, damit es Ihnen gut geht, und wie können Sie das Ihren Angehörigen mitteilen?
- Beziehungsfähigkeit und Netzwerkorientierung: Bauen Sie in eigener Initiative Kontakte zu Menschen auf, werden Sie Teil einer Gemeinschaft. Der Mensch ist ein soziales Wesen, er braucht die anderen; er braucht es, gesehen zu werden, Wohlwollen zu empfangen wie auch praktische Hilfen. Dies gilt erst recht in psychischen Krisen. Teil einer Gruppe zu sein, gibt uns eine Identifikation, das Gefühl von Verbundenheit und Sicherheit.
- Bewegung: Sportliche Aktivitäten helfen uns, nicht nur körperlich, sondern auch emotional stabil zu bleiben. Sport wirkt nachweislich antidepressiv. Machen Sie dreimal pro Woche für eine halbe Stunde Sport, bei dem Ihr Puls beschleunigt ist (ca. 120 Schläge pro Minute), und Sie haben eine Ressource für Ihre körperliche und seelische Gesundheit.
- Kreativität: Singen, Malen, Handwerken, Nähen, Schreiben – kreative Aktivität hilft ebenfalls, psychisch stabil zu sein. Das konzentrierte Arbeiten lenkt uns von Problemen ab, das Schaffen eines Werkes lässt uns selbstwirksam fühlen und macht uns stolz.

- Humor: Humor ist ein großer und noch immer unterschätzter Helfer in seelischer Not. Dinge mit Humor zu nehmen, bedeutet, sie nicht nur negativ zu betrachten, sondern auch ihre lustigen Seiten zu sehen. Bei aller Dramatik, die ernst zu nehmen ist, kann es uns helfen, wenn wir es schaffen, von außen z. B. auf unsere Ängste oder Zwänge zu schauen und über uns selber zu lachen oder zu schmunzeln. Wenn wir über uns als Mensch und unsere Angst auch lachen können, dann relativieren wir unser Problem, gewinnen Abstand davon und können emotionale Spannung abbauen. Versuchen Sie also, Ihre Probleme auch mit Humor zu sehen.
- Optimismus: Wir haben diesen Ratgeber mit vielen optimistischen, mutmachenden Sätzen und Übungen bestückt. Wir haben auch erwähnt, dass Optimismus und Zuversicht eine wichtige innere Haltung ist, damit das Gute wachsen kann. Optimismus gehört zu den inneren Stärken eines Menschen. Eine zuversichtliche Haltung stärkt und schützt Sie also auch in Zeiten von Krisen und Herausforderungen.

Neben den hier beschriebenen personalen Ressourcen gibt es auch soziale Ressourcen, also Menschen und Institutionen, die Sie in Ihrem Leben begleiten und die für Sie da sind.

Wir möchten Sie ermutigen, sich mit diesem Thema eingehender zu beschäftigen. Im Moment der Krise und Belastung kann es Ihnen helfen, Mut zu schöpfen und einen Ausweg aus der Situation zu finden. In ruhigeren Zeiten können Sie eine persönliche Bestandsaufnahme Ihrer Ressourcenschätze anfertigen und zur eigenen Persönlichkeitsentwicklung nutzen. Diese haben Sie dann auch im Falle einer persönlichen Krise in Ihrem Notfallkoffer parat.

Neben den im Buch beschriebenen Übungen möchten wir Ihnen zum Abschluss noch ein kleines Highlight ans Herz legen, was im engeren Sinne eigentlich keine wirkliche Übung ist: die »Kraftquelle Familienzeit« auf Seite 181. Nutzen Sie, auch im Moment der Krise und Belastung, die Kraft der Begegnung mit Ihren Angehörigen.

Übung: Die Bestandsaufnahme Ihrer Ressourcenschätze – das Ressourcenatom

In der Übung »Das Ressourcenatom«, die wir im Buch *Stay Creative* (Stadler et al., 2025) gefunden haben und für Sie als wertvoll erachten, visualisieren Sie Ihre Ressourcenschätze, indem Sie alles zusammentragen, was Sie in Ihrem Leben für unterstützend und sinngebend erachten.

- Fertigen Sie auf einem Blatt Papier oder am Computer eine Tabelle an. In die linke Spalte tragen Sie die Bereiche der Ressourcen ein, z. B. »Soziale Ressource«, in der rechten Spalte alle Aktivitäten, die den Bereichen zugeordnet sind, z. B. »mit Freundin telefonieren«.
- Wichtig: Sammeln Sie Ressourcen aus möglichst vielen verschiedenen Bereichen, denn die Ressourcen sind nicht jederzeit verfügbar. Wenn der Restaurantbesuch mit Ihrer Freundin für Sie eine Ressource darstellt, diese aber im Urlaub ist, können Sie auf eine andere Ressource zurückgreifen.

Tab. 3: Beispiele für Ressourcen

Bereich der Ressource	Beispiel
Soziale Ressourcen	• Freunde und Familie • Gute Bekannte • Soziales Netz aus Kolleg*innen, Vereinen, Initiativen • Haustiere
Materielle Ressourcen	• Eigene Wohnung, Haus, Zimmer • Eigener Garten • Auto • Geld, Vermögenswerte, Aktien
Intrapersonelle Ressourcen	• Ziele, Wünschen, Träume • Interessen, Hobbies • Überzeugungen und Werte • Fähigkeiten, Gewohnheiten • Wissen • Gemeisterte Belastungen

Bereich der Ressource	Beispiel
Emotionale Ressourcen	• Begeisterungsfähigkeit • Optimismus • Musik oder Natur
Kognitive Ressourcen	• Schöne Erinnerungen • Stärkenden Gedanken
Physische Ressourcen	• Sport • Der eigene Körper • Körperliche Gesundheit
Spirituelle Ressourcen	• Religion • Mein Glaube an ... • Die religiöse/spirituelle Gemeinschaft (ist gleichzeitig soziale Ressource)

Übung »Kraftquelle Familienzeit«

- Die Familie sollte einmal die Woche gemeinsam etwas unternehmen, das allen Freude macht. Über Probleme und Konflikte wird nicht gesprochen, diese müssen für diese Zeit außen vor bleiben.
- Setzen Sie sich alle zusammen und überlegen Sie, welcher Tag oder Abend in der Woche für alle am besten passt. Sie können dazu einen Kalender benutzen, in dem Sie alle wichtigen Termine der Familienmitglieder notieren: Schulzeiten, Arbeitszeiten der Eltern, Yogakurs, Fußballtraining usw. Aus den frei gebliebenen Zeiten können Sie sich nun einen Termin als Familienzeit aussuchen.
- Beispiele für gemeinsame Aktivitäten sind ...
  - für alle Altersgruppen: Gesellschaftsspiele, Puzzle; gemeinsame Bewegung, Sport; etwas backen, kochen und gemeinsam ausgiebig essen; Musizieren; Handwerken, Malen
  - für Familien mit Kindern bis zum Grundschulalter: Gesellschaftsspiele, Vorlesen, kreatives Gestalten (Basteln, Malen, Werken, Höhlen bauen), Rollenspiele mit Puppen, Kuscheltieren, Figuren; Kuschelzeit auf dem Sofa oder in der vorher gebauten Höhle
  - für Familien mit Jugendlichen: Reden in einer Umgebung der Wahl; Unterstützung anbieten in nicht leistungsbezogenen

Bereichen (Freunde, Kleidung, Zimmer), Essengehen, Joggen oder Spazierengehen
  - für Familien mit Kindern im jungen Erwachsenenalter: nach Schnittstellen Ausschau halten: Kino, Konzerte, Essengehen; Joggen oder Spazierengehen
- Die Familienzeit ist kein Event, nichts Großes, Teures, Aufwendiges. Sie ist klein und unscheinbar, aber hoch wirksam, wenn sie regelmäßig stattfindet.
- Die Familienzeit muss nicht viel Zeit in Anspruch nehmen, kurze Treffen von nur 10 Minuten sind auch möglich, wenn der Zeitplan der Familie nichts anderes zulässt. Hauptsache, sie finden statt. Im Sinne der Übung wäre jedoch eine Dauer von ein bis zwei Stunden wünschenswert.
- Wenn Sie feststellen, dass eine Aktivität nicht allen Spaß gemacht hat, wiederholen Sie diese nicht. Setzen Sie niemanden unter Druck, mitzumachen. Unternehmen Sie lieber etwas anderes.

Wichtige Regeln für die Familienzeit

- Regelmäßigkeit: Einmal pro Woche
- Verlässlichkeit: Alle sind dabei
- Medien-Detox: Möglichst auf Smartphone, Tablet usw. verzichten; Konsolenspiele sind okay, wenn nicht gesprächslos auf den Bildschirm gestarrt wird
- Kein Leistungsdruck: Familienzeit als schöne Zeit; keine Hintergedanken, dass etwas geübt, gelernt, in Ordnung gebracht und keine Anerkennung verdient werden muss

Literatur

Ainsworth, M. D. S., Blehar, M. C., Waters, E., & Wall, S. (1978). *Patterns of attachment.* Hillsdale, NJ: Erlbaum.

Bode, S. (2016a). *Die vergessene Generation.* Die Kriegskinder brechen ihr Schweigen (28. Aufl.). Stuttgart: Klett-Cotta.

Bode, S. (2016b). *Kriegsenkel. Die Erben der vergessenen Generation* (16. Aufl.). Stuttgart: Klett-Cotta.

Bowlby, J. (1969). *Attachment and Loss. Vol. 1: Attachment.* New York: Basic Books.

Brooks, J. L. (Regie) (1997). *Besser geht's nicht* (Film). Sony Pictures Entertainment.

DGPPN, Deutsche Gesellschaft für Psychiatrie und Psychotherapie, Psychosomatik und Nervenheilkunde e. V. (2024). Basisdaten psychische Erkrankungen. https://www.dgppn.de/_Resources/Persistent/3067cbcf50e837c89e2e9307cecea8cc901f6da8/DGPPN_Factsheet_Kennzahlen.pdf. Abgerufen 21.8.2024

Docter, P., Carmen, R. del (Regie) (2016). *Alles steht Kopf* (Zeichentrickfilm). Walt Disney Studios.

Drexler, K. (2020). *Ererbte Wunden erkennen* (3. Druckaufl.). Stuttgart: Klett-Cotta.

Fröhlich-Gildhoff, K., & Rönnau-Böse, M. (2020). Resilienzförderung in Kindertageseinrichtung und Grundschule – Konzept und Erfahrungen. *Zeitschrift für Psychodrama und Soziometrie 19*, 35–50. https://doi.org/10.1007/s11620-020-00526-4

Grawe, K. (2004b). *Psychologische Therapie.* Göttingen: Hogrefe.

Lucien, I. (2014). *Die unerhörte Botschaft der Hysterie.* (4. Aufl.) München: Ernst Reinhardt.

Mann, K. (Regie) (2025). *Alles steht Kopf 2* (Zeichentrickfilm). Walt Disney Studios.

McClymont-Nielitz M., Meents A. (2019) Psychodramatische Aufstellungsarbeit: Aktionssoziometrie mit der Seelenlandkarte

für Therapie und Weiterbildung im Einzel- und Gruppensetting. In: Stadler C., Kress B. (Hrsg.). Praxishandbuch Aufstellungsarbeit. Wiesbaden: Springer.
Morgenstern, C. (1909). Die unmögliche Tatsache. https://www.deutschelyrik.de/die-unmoegliche-tatsache.html.
Robert Koch Institut (2023). Mental-Health-Surveillance-Bericht Quartal 2/2023. Aktuelle Ergebnisse zur Entwicklung der psychischen Gesundheit der erwachsenen Bevölkerung bei hochfrequenter Beobachtung. https://www.rki.de/DE/Content/Gesundheitsmonitoring/Studien/MHS/Quartalsberichte/2023-Q2_MHS-Bericht.pdf?__blob=publicationFile.
Stadler, C., & Meents, A. (2021). Verstörende Beziehungen. Psychische Erkrankungen in Familien. Stuttgart: Klett-Cotta.
Stadler, C., Spitzer-Prochazka, S., Kern, S., & Kress, B. (2025). Stay Creative. Noch mehr kreative Tools für Beratung, Coaching, Psychotherapie und Supervision (2. Aufl.). Stuttgart: Klett Cotta.

Anhang

Weiterführende Hilfen und Ratgeber

Als letztes möchten wir Ihnen hilfreiche Kontakte und Materialien nennen, die Sie zu Rate ziehen oder verwenden können. Wir haben schon in den Kapiteln konkrete Hilfsangebote benannt, diese wiederholen wir hier nicht.

Übergeordnete Hilfsangebote

Wenn Sie bei der Suche vor Ort nicht weiterkommen, helfen überregionale Arbeitsgruppen und Verbände weiter bei der Suche.

Adult Children of Alcoholics & Dysfunctional Families
Gemeinsames Dienstbüro für Deutschland, Österreich
und Schweiz
Telefon: 0175 5917470
E-Mail admin@erwachsenekinder.org

Arbeitsgruppe Kinder psychisch und suchtkranker Eltern
AFET – Bundesverband für Erziehungshilfe e. V.
Georgstr. 26, 30159 Hannover
E-Mail: ArbeitsgruppeKpkE@afet-ev.de
Homepage: https://www.ag-kpke.de

Bundesarbeitsgemeinschaft
»Kinder psychisch erkrankter Eltern«
Hochschule Bremen, Fakultät 3 – Studiengang Soziale Arbeit
Neustadtwall 30, 28199 Bremen
E-Mail: kontakt@bag-kipe.de

Bundeskonferenz für Erziehungsberatung e. V.
Herrnstraße 53, 90763 Fürth
Telefon: 0911 97714-0
E-Mail: bke@bke.de
Homepage: www.bke.de

Bundesverband der Angehörigen psychisch erkrankter Menschen e. V.
Oppelner Str. 130, 53119 Bonn
Telefon: 0228 71002400
E-Mail: bapk@psychiatrie.de

Children of mentally ill parents – Network (CHIMPS-NET)
Universitätsklinikum Hamburg-Eppendorf (UKE)
Martinistraße 52, 20246 Hamburg
Homepage: www.chimpsnet.org
E-Mail info@uke.de

Dachverband Gemeindepsychiatrie e. V.
Richartzstraße 12, 50667 Köln
Telefon: 0221 27793870
E-Mail dachverband@psychiatrie.de

Deutsche Liga für das Kind in Familie und Gesellschaft
(Initiative gegen frühkindliche Deprivation e. V.)
Charlottenstr. 65, 10117 Berlin
Telefon: 030 28599970
E-Mail: post@liga-kind.de

Ki.ps.E – Münchner Netzwerk Kinder psychisch erkrankter Eltern
Koordination für Psychiatrie und Suchthilfe, Landeshauptstadt München, Gesundheitsreferat (GSR)
Abteilung Angebote für sucht- und seelisch erkrankte Menschen
Paul-Heyse-Str. 20, 80336 München
E-Mail: hilfenetzwerke.gsr@muenchen.de
Homepage: www.kipse.de

Nationales Zentrum Frühe Hilfen (NZFH) in der Bundeszentrale für gesundheitliche Aufklärung (BZgA)
Maarweg 149–161, 50825 Köln
Telefon: 0221 8992-0
Homepage: www.bzga.de www.fruehehilfen.de

Netz und Boden
Initiative für Kinder psychisch kranker Eltern
Puschkinstr. 18, 14542 Werder
Telefon: 03327-5206359
E-Mail: kontakt@netz-und-boden.de
Homepage: www.netz-und-boden.de

Schatten & Licht e. V.
Initiative peripartale psychische Erkrankungen
Obere Weinbergstr. 3, 86465 Welden
Telefon: 08293 965864
E-Mail: info@schatten-und-licht.de
Homepage: www.schatten-und-licht.de

Ratgeber für betroffene und angehörige Eltern sowie deren Kinder

Buck-Horstkotte, S. (2019). *Sicher durch Stürme und Flauten: Das Selbsthilfebuch für Mütter mit Borderline-Persönlichkeitsstörung.* Weinheim: Beltz

Bundespsychotherapeutenkammer (o. J.). Elternratgeber Psychotherapie. https://www.elternratgeber-psychotherapie.de

Eder, S. (2013). *Annikas andere Welt – Hilfe für Kinder psychisch kranker Eltern.* Salzburg: edition riedenburg.

Freudiger, A. (2012). *Mein großer Bruder Matti: Kindern ADHS erklären.* Stuttgart: kids in BALANCE.

Homeir, S. (2006). *Sonnige Traurigtage: Illustriertes Kinderfachbuch für Kinder psychisch kranker Eltern und deren Bezugspersonen.* Frankfurt a. M.: Mabuse.

Homeir, S. (2019). *Flaschenpost nach irgendwo. Ein Kinderfachbuch für Kinder suchtkranker Eltern.* Frankfurt a. M.: Mabuse.

Kühnel, S., & Koller, L. (Hrsg.) (2020). *Bei mir zuhause ist was anders. Was Kinder psychisch kranker Eltern erleben.* Frankfurt a. M.: Mabuse.

Kuitunen, P. (2018). *Mein Tabulu. Ein Kinderfachbuch über Angst und Angststörungen.* Frankfurt a. M.: Mabuse.

Maleki, A., Beham, F., Böning, M., et al. (2019). *Dunkel Farben im Wunderwald. Ein Buch für Kinder, deren Eltern psychisch erkrankt sind.* Göttingen: Hogrefe.

Tilly, C., Offermann, A., & Merten, A. (2012). *Mama, Mia und das Schleuderprogramm: Kindern Borderline erklären.* Stuttgart: kids in BALANCE.

von Mosch, E. (2011). Mamas Monster: Was ist nur mit Mama los? Stuttgart: kids in BALANCE.

Wunderer, S. (2014). *Warum ist Mama traurig?* Ein Vorlesebuch für Kinder mit einem psychisch erkrankten Elternteil. Frankfurt a. M.: Mabuse.

Fachliteratur

Brisch, K.-H. (2010). *SAFE®* – Sichere Ausbildung für Eltern: Sichere Bindung zwischen Eltern und Kind. Stuttgart: Klett-Cotta.

Gaschler, F., & Gaschler, G. (2013). *Ich will verstehen, was du wirklich brauchst.* Gewaltfreie Kommunikation mit Kindern. Stuttgart: Kösel.

Juul, J. (2012). *Nein aus Liebe.* Klare Eltern – Starke Kinder. Stuttgart: Kösel.

Maxeiner, A. & Kuhl, A. (2018). *Alles Familie.* Vom Kind der neuen Freundin vom Bruder von Papas früherer Frau und anderen Verwandten. Stuttgart: Klett Kinderbuch.

Stadler, C., & Meents, A. (2021). *Verstörende Beziehungen.* Psychische Erkrankungen in Familien. Stuttgart: Klett-Cotta.

Filme zum Thema

Im Folgenden haben wir einige Filme zusammengestellt, die psychische Erkrankungen bzw. herausfordernde emotionale Zustände thematisieren und zum besseren Verständnis beitragen können. Manche Filme sind eher unterhaltsam, andere zeigen die Situation zum Teil dramatisch, die empfindsame Personen verstören können und nicht geeignet sind für Kinder. Bitte beachten Sie daher unbedingt die Altersangaben. Generell sollten die Filme zusammen mit einer erwachsenen Person angesehen werden.

Filme zum Thema Schizophrenie:

- *A Beautiful Mind* (2001)
- *Das weiße Rauschen* (2001)
- *Ich habe dir nie einen Rosengarten versprochen* (1977)
- *König der Fischer* (1991)

Filme zum Thema Zwangsstörung:

- *Aviator* (2004)
- *Besser geht's nicht* (1997)
- *TRICKS* (2003)

Filme zum Thema Depression:

- *Das Versprechen* (2021)
- *Der Biber* (2011)
- *Herbstkind* (2012)
- *Manchester by the sea* (2016)
- *Tod in Venedig* (1971)

Filme zum Thema Bipolare Störung:

- *Immer wieder Achterbahn*
- *Michael Clayton* (2007)
- *Silver Linings* (2012)

Filme zum Thema Borderline-Persönlichkeitsstörung:

- *Die Klavierspielerin* (2001)
- *Durchgeknallt* (1999)

Filme zum Thema Alkoholkrankheit:

- *Aus der Mitte entspringt ein Fluss* (1992)
- *Das Gegenteil von Sex* (1998)
- *Die Katze auf dem heißen Blechdach* (1958)
- *Zoey* (2015)

Filme zum Thema Essstörung:

- *Keine Sorge, mir geht's gut* (2006) (Magersucht)
- *Spencer* (2021) Essstörung (Bulimie)
- *Vincent will Meer* (2010) (Magersucht)

Filme zum Thema Posttraumatische Belastungsstörung:

- *Die Fremde in dir* (2007)
- *Liebe Angst* (2023)
- *Systemsprenger* (2019)

Filme zum Thema »Wie Gefühle funktionieren«:

- *Alles steht Kopf* (2016)
- *Alles steht Kopf 2* (2025)

Filme zu weiteren Themen:

- Asperger-Syndrom: *Rain Man* (1988) (Autismus)
- *Taras Welten* (2011) (Dissoziative Identitätsstörung)
- *Die Hände meiner Mutter* (2016) (Missbrauch in der Familie)
- *Wir sind hier* (2018) (eine Doku, in der Kinder psychisch kranker Eltern zu Wort kommen)
- *100 Arten Regen zu beschreiben* (2017) (Hikikomori, japanisch für vollständigen Rückzug aus dem sozialen Leben)